AF743131

Giuseppe Tartini et le troisième son

Acteurs de la Science

Fondée par Richard Moreau,
professeur honoraire à l'Université de Paris XII
Dirigée par Claude Brezinski et Roger Teyssou

La collection Acteurs de la Science est consacrée à des études sur les acteurs de l'épopée scientifique moderne ; à des inédits et à des réimpressions de mémoires scientifiques anciens ; à des textes consacrés en leur temps à de grands savants par leurs pairs ; à des évaluations sur les découvertes les plus marquantes et la pratique de la Science.

Dernières parutions

Michel DUBUISSON, *Pierre-Charles-Alexandre Louis (1787 - 1872). Un médecin à l'aube de la médecine scientifique*, 2022.
Hugo PIERRARD, *La Pression atmosphérique et la santé. Une histoire de bulles*, 2021.
Guillaume REY, *Les stations en primatologie. Etude des cas de Makokou et Paimpont (1962-1989)*, 2021.
Michel PINAULT, *Noël Bernard (1874-1911). Du maître des orchidées au pionnier de la symbiose végétale*, 2021.
Monica GINNAIO, *Sur les antidotes contre la peste, Écrits médicaux sur la peste XIVe-XVIIe siècles*, 2021
AMIC, *L'équilibre*, 2021.
Daniel BOIS, *L'information du vivant au numérique. L'homme face à la complexité*, 2020.
Frédéric TOURNIER, *Une vie à chercher*, 2020.
Robert LOCQUENEUX, *Les commencements du monde, de Moïse à Buffon*, 2020.
Alain MARMONIER, *Le Dr Melchior Marmonier,1813-1891.Vie et œuvre du promoteur de la transfusion sanguine en Grésivaudan*, 2020.
Claudio GRIMALDI, *Les Éloges de Fontenelle. La création du discours sur la science*, 2020.
Benoît LINEL, *Le docteur Vitalien. Le médecin de Ménélik II*, 2020.

Paul AVAN

GIUSEPPE TARTINI ET LE TROISIEME SON

Des canaux ioniques d'une oreille optimisée au dépistage néonatal universel des surdités

L'Harmattan

Du même auteur :

Exploration fonctionnelle objective des voies auditives, collection "explorations fonctionnelles humaines", EM Inter, 1997.

5-7, rue de l'École-Polytechnique ; 75005 Paris

http://www.editions-harmattan.fr

ISBN : 978-2-343-25332-9

EAN : 9782343253329

A la mémoire de Jackie (1933 – 2021),
ta passion pour le monde de la surdité et ta sensibilité d'artiste
ont inspiré cet essai… et beaucoup plus

A l'Abbé Charles-Michel de l'Epée (1712 – 1789), "instituteur
des sourds et muets", créateur de l'Institut National de Jeunes
Sourds, qui en observant, a compris et agi

A David T.Kemp, qui en objectivant le "*terzo suono*" de Tartini
et en comprenant sa signification, a lancé le dépistage auditif
néonatal universel

Avertissement

L'idée de ce livre a germé d'une longue collaboration entre laboratoires, biophysique sensorielle à Clermont-Ferrand, celui d'origine de l'auteur, et physiologie moléculaire à Paris, à l'Institut Pasteur avec Christine Petit. Avec la complicité de notre collègue Béla Büki de l'hôpital de Krems en Autriche et de l'Université Karl Landsteiner, nous avions entrepris la rédaction d'un article de revue paru en 2013 sur les distorsions auditives. Tartini y était apparu comme le premier acteur sérieux de l'histoire des sons de combinaison devenus de plein droit "sons de Tartini".

Peu après, en 2014, l'auteur a été convié par un musicologue, Marc Rigaudière, désormais Professeur à l'Université de Reims, à un colloque consacré à Helmholtz. Ce dernier et Tartini avaient interagi à un siècle de distance, et pas en parfaite harmonie. Les actes du colloque sont parus dans la revue "Alliage" en 2018. Loin d'être un obstacle au débat, la diversité de ses intervenants l'avait enrichi d'éclairages très complémentaires : une incitation à donner une perspective historique, acoustique et médicale à l'histoire du "*terzo suono*", de l'archet d'un artiste trop peu connu aux résonateurs d'un des plus grands physiologistes du dix-neuvième siècle pour aboutir aux canaux ioniques de la cochlée et à leur comportement exotique. Ce comportement confère à l'audition, du diptère à *Homo Sapiens*, ses performances exceptionnelles, et fournit au médecin un outil de dépistage auditif néonatal universel, précisément le "*terzo suono*" !

Ce livre explore un épisode de l'histoire des sciences et à cette occasion, la biographie d'individus hors du commun, mais aussi des notions médicales, acoustiques, anatomiques, physiologiques, mathématiques. Le lecteur peut se dispenser de lire certains chapitres s'il redoute la vue de cosinus, de logarithmes et d'équations différentielles (même s'il y en a très peu… et ce n'est pas la faute de l'auteur si les sensations auditives portent sur des cosinus et varient de manière logarithmique). Il est possible de garder la lecture de ces chapitres pour plus tard, et pour cette raison, certains arguments sont repris dans plusieurs chapitres.

Chapitre 1 – Préambule : le "*terzo suono*", premier indice d'une enquête tortueuse

"*Terzo suono*", le troisième son ! ce n'est pas le titre d'un roman de Graham Greene (Greene 1950), Orson Welles et Joseph Cotten ne jouent pas dans son adaptation au cinéma, qui du reste n'existe pas encore. Mais l'énigme qu'il soulève est tout aussi haletante et difficile à résoudre. Le principe même d'une chaine haute-fidélité est de garantir que lorsque la musique à reproduire comporte deux sons, ni les amplificateurs ni les enceintes n'engendrent le moindre troisième son. Tout comme le troisième homme, qui n'aurait pas dû être vu sur une scène d'accident, ce qui la transforme en mise en scène et le fait divers, en affaire criminelle, elle-même incident accessoire d'un vaste trafic, le troisième son est un indice dénonciateur. Le mécanisme de création de sons ne figurant pas dans une œuvre originale est désigné par le terme "distorsion", et dans l'esprit d'un musicien, qu'il soit amateur ou professionnel, la distorsion est un terme irrémédiablement péjoratif ! Or Tartini découvre que ce troisième son existe naturellement, ce n'est pas tant une distorsion qu'un phénomène : "*Si e poi scoperto un nuovo fenomeno armonico, ... con cui si produce questo terzo suono*...", écrit-il dans son célèbre "*trattato*" paru en 1754 à Padoue en Italie (Tartini 1754).

L'aventure scientifique initiée par Giuseppe Tartini en 1714, car bien avant d'écrire son traité, Tartini enseignait son contenu à de nombreux disciples, n'a d'abord concerné que quelques théoriciens. Ceux-ci, passionnés par le langage musical, cherchaient à optimiser à la fois les principes de construction d'instruments de musique et les règles de composition utilisant ces instruments, autour de l'utilisation d'un tempérament pour ajuster les intervalles afin de minimiser les battements induits par certains accords. Parler de "quelques" théoriciens est cependant un peu réducteur... hormis Tartini qui souffre encore à l'heure actuelle d'un déficit de notoriété malgré la grande originalité de son apport de compositeur, on peut citer à la même époque, Georg Andreas Sorge et Jean-Baptiste Romieu (certes de réputation restée plutôt confidentielle, bien que cités largement par D'Alembert dans certains articles de l'Encyclopédie, notamment sur la notion d'harmonie –D'Alembert 1778-), mais aussi Jean-Philippe Rameau, Jean-Sébastien Bach ! L'œuvre de ce dernier "*le clavier bien tempéré*" explore exhaustivement les possibilités d'utilisation des tons et demi-tons pour un instrument à clavier, lorsque le tempérament utilisé sonne bien dans tous les tons.

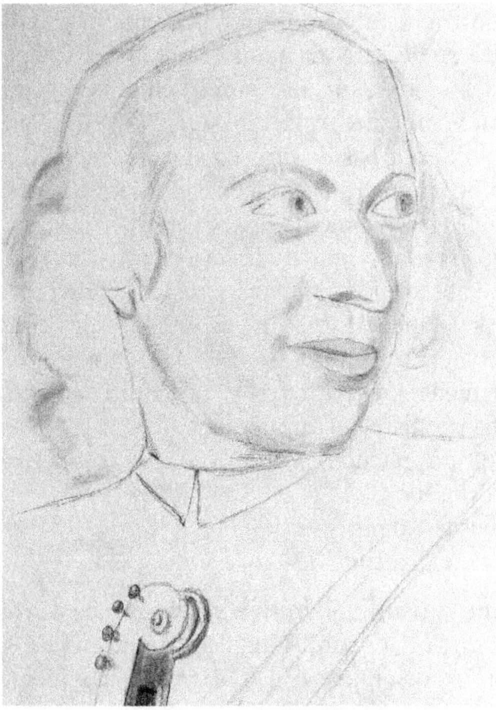

Figure 1. Tartini peu après sa découverte du troisième son à Ancône, dessin de l'auteur d'après ses portraits.

Tartini se doute que l'explication de son troisième son n'est pas simple : "*Nulla importa al presente bisogno la spiegazione fisica del modo, con cui si produce questo terzo suono,*" peu importe à présent l'explication physique du troisième son, "*basta il fatto*", dès lors que le fait existe ! Tartini avait raison de publier avant de connaitre l'explication complète, car celle-ci n'est que très récente, le début du vingt-et-unième siècle. Peu importe aussi, pour ceux qui utilisent le troisième son audible comme indicateur empirique, profitant de ce que son écoute aide à évaluer si les deux sons qui lui ont donné naissance sont bien ou mal joués. Ainsi, Leopold Mozart (Mozart 1756) en fait un outil pédagogique qu'il juge précieux au quotidien. Le petit Wolfgang Amadeus, né deux ans après la parution du traité de Tartini, en aurait-il lui-même bénéficié ?

Entre le dix-huitième siècle et nos jours, le problème allait être ballotté d'une discipline à l'autre, oublié puis remis sur la table. Pour le résoudre, tout comme Holly Martins dans le "*troisième homme*", nous allons devoir explorer les égouts de Vienne, ou du moins leur équivalent, pour y trouver la solution de l'énigme. Quel rapport avec la question initiale ? A priori aucun, ce sont les circonstances qui vont nous guider. Ces circonstances émergent dans un ordre complètement anarchique... la solution scientifique de l'énigme du troisième son exige la combinaison de techniques et de concepts, dont aucun n'a été mature avant la fin du vingtième siècle. Cependant, lorsque les outils ne sont pas encore inventés, il reste l'intuition. C'est sur son intuition presque seule, guidée par un sens aigu de l'expérimentation pratique, que Michael Faraday au début du dix-neuvième siècle a construit tout l'électromagnétisme, que James Clerk Maxwell a formalisé bien plus tard, et dont Einstein a montré qu'il rendait déjà évidente la notion de temps relatif pourtant inaccessible à l'esprit humain en 1812...

Une approche longtemps restée déconnectée de l'étude de la musique a visé à répondre à une question physiologique : comment fonctionne l'audition, comment les sons sont-ils codés ? D'où émerge, notamment, leur hauteur ? Quelle est l'anatomie de l'oreille et quelles sont les structures impliquées dans la perception des sons ? Une difficulté de la question réside dans le fait que l'organe sensoriel auditif est profondément enfoui dans l'os temporal, au sein d'une structure osseuse appelée "labyrinthe", un terme qui exprime bien la perplexité des premiers anatomistes découvrant la forme compliquée des différents compartiments. Le premier à avoir tenté une explication fonctionnelle de la perception des sons, en reliant une structure vibrante possiblement résonnante à la fréquence du son, a été le Français Joseph Guichard Du Verney, en 1683. C'est seulement dans la deuxième moitié du dix-neuvième siècle que suivant les observations microscopiques de l'organe sensoriel auditif de mammifère, l'organe de Corti, par le marquis Alfonso Corti à Würzburg (Corti 1851), et muni de son bagage de physicien et mathématicien, Hermann von Helmholtz a pu proposer une théorie de l'analyse des fréquences, et donc de la hauteur sonore par l'oreille interne, beaucoup plus étayée que celle de Du Verney, mais au fond, pas fondamentalement différente (Helmholtz 1863).

L'innovation apportée par Helmholtz réside dans le concept brillamment hardi d'écrire un traité (devenu monument de l'histoire des sciences) portant sur la théorie physiologique de la musique. Lier les deux domaines concrétise une révolution méthodologique et scientifique. Helmholtz ne se contente pas de théories, il a inventé divers appareils de mesure fondateurs, qui restent des bijoux de technologie, le résonateur de Helmholtz pour l'acoustique, mais aussi l'ophtalmoscope pour l'étude clinique de la vision et de l'œil, et incidemment, les bobines d'Helmholtz pour produire des champs magnétiques homogènes utiles en électromagnétisme. Et c'est dans le traité d'Helmholtz que Tartini revient sur scène, car la théorie d'Helmholtz inclut une explication détaillée des sons de combinaison. Le troisième son en est un cas particulier, et ils émergent (tous, d'après Helmholtz, selon des règles de préséance bien précises) lorsqu'une étape physiologique du traitement sonore engendre de la distorsion. En fait, Helmholtz reconnait la contribution de Tartini, mais il critique sa description qu'il juge imprécise et comportant plusieurs impossibilités, qu'il interprète comme dues à des erreurs de mesure. Un grand compositeur peut-il se tromper d'une octave ? Helmholtz le croit… Il est cependant permis d'en douter. Dans d'autres domaines, il est arrivé qu'on découvre récemment qu'un peintre de la Renaissance maitrisait des concepts visuels, par exemple des éléments de perspective tridimensionnelle, dont la physiologie n'a découvert que récemment le câblage cérébral. Pour citer Tartini, une fois de plus, à l'instar de Faraday, "*Nulla importa al presente bisogno la spiegazione fisica del modo*", l'explication physique existe, mais peu importe qu'on ne la connaisse pas encore, le fait est là.

La Science se nourrit des moments forts où une théorie est rejetée. Aussi éminent que soit encore considéré Galilée de nos jours, la publication d'Einstein en 1905 sur la non-universalité du temps d'un référentiel à un autre relègue définitivement ses référentiels galiléens au rang d'approximations. Et si on ne les considérait pas désormais comme telles, ces approximations ne feraient pas que choquer les puristes capables de maitriser le groupe de Lorentz et l'algèbre tensorielle qui a conduit Einstein à formuler la relativité générale, elles rendraient difficile notre vie quotidienne. Avec la mécanique céleste de Newton basée sur un temps universel, des astronautes ont pu se poser sur la Lune et en revenir, mais avec la même mécanique newtonienne, nos repères GPS seraient faux de plusieurs centaines de mètres : le GPS newtonien nous situerait place de l'Opéra quand nous sommes à la Concorde… Les satellites du réseau GPS, influencés par la gravité terrestre, ne vivent pas le même temps, certes à quelques nanosecondes près, mais à l'échelle de précision demandée, le modèle newtonien ne convient plus. C'est la relativité générale d'Einstein qui s'impose à l'insu de l'immense majorité des utilisateurs : nous sommes à l'angle de la Concorde et de la rue de Rivoli, et le GPS einsteinien nous situe là aussi, à quelques mètres près. Le GPS militaire einsteinien, juste sur la première bande du passage protégé, juste là où le piéton frôlé par notre pare-chocs nous dévisage sans amabilité.

Dans le domaine auditif, les conséquences d'une théorie périmée seraient moins spectaculaires que dans le domaine satellitaire, mais ici aussi, les théories se succèdent et se remplacent. Dès 1930, von Békésy suggère, puis établit un autre mode des vibrations dans la cochlée que celui développé par Helmholtz, c'est-à-dire la propagation longitudinale lente d'une onde de surface, et non pas la résonance d'une batterie d'oscillateurs indépendants. En 1948, Thomas Gold, astrophysicien autrichien réfugié au Royaume-Uni après avoir fui les nazis, curieux de s'informer des avancées dans les autres domaines, identifie une faille de raisonnement dans celui des physiologistes auditifs : un système résonnant enfermé dans un petit volume rempli de liquide visqueux amortisseur peut avoir des performances fines, mais pas si les résonateurs sont passifs.

Gold sait comment on détecte des objets aux confins de l'Univers, par la signature des ondes radiofréquences émises malgré le fait qu'elles soient minuscules et noyées dans le bruit des autres galaxies. Ceci le conduira à participer à la découverte des pulsars, étoiles à neutrons émettant des bouffées périodiques d'ondes radio. Tout repose sur la détection de ces ondes radio d'amplitude infime, venues des confins de l'Univers. La solution de l'époque pour détecter ces signaux ténus est l'amplification régénérative, un système de rétrocontrôle électronique qui prélève un peu de signal à la sortie de l'amplificateur pour le réinjecter à l'entrée, ce qui amplifie sélectivement certaines fréquences et les rend détectables, malgré la médiocre qualité du système quand le rétrocontrôle ne fonctionne pas et que l'amortissement détruit les performances du détecteur. Extraordinairement sensible, cette technique est également très instable, mais Gold se demande si justement, l'oreille ne pourrait pas être instable, elle qui siffle de temps en temps chez les sujets victimes d'acouphènes (Gold 1948).

Il reste à trouver quel rétrocontrôle, dans la cochlée, permet de prélever un peu de signal à la sortie de l'amplificateur pour le réinjecter à l'entrée ! et quel amplificateur ! à l'observatoire de Jodrell Bank, oui, mais à l'intérieur de l'oreille ? Ces deux idées semblent trop exotiques, et l'incursion en astrophysique produit un choc trop brusque pour que la communauté de la physiologie accepte l'idée de Gold. Les acteurs de l'époque résolvent la difficulté en confiant au système nerveux le soin d'extraire l'information brouillée par les frottements visqueux des liquides de l'oreille interne. Mais par quels circuits, personne ne le sait et en fait on ne les trouvera pas.

On ne peut pas chasser la physique sans qu'elle ne revienne par un autre biais. A l'époque de Gold, des articles publiés épisodiquement depuis quelques décennies rapportent que pour ceux qui sont attentifs, l'oreille affiche un comportement singulier. Ce n'est pas celui d'un simple détecteur de vibrations, ou alors, un détecteur bien intrusif lorsque les sons à détecter sont de faible intensité, intrusif par les modifications qu'il engendre de manière propre à chaque oreille. Plus précisément, lorsqu'on balaie lentement la fréquence d'un son à peine audible des basses vers les hautes fréquences, tantôt le son est entendu nettement, tantôt il est étouffé, comme si chaque oreille était capable de réagir en émettant ses propres vibrations qui tantôt renforcent, tantôt détruisent celles du son extérieur. Mélanger un signal d'entrée à un signal endogène pour en étudier les battements est le fondement de détecteurs physiques très performants dits "hétérodynes". Se pourrait-il que l'oreille contienne des sources de signal endogène ?

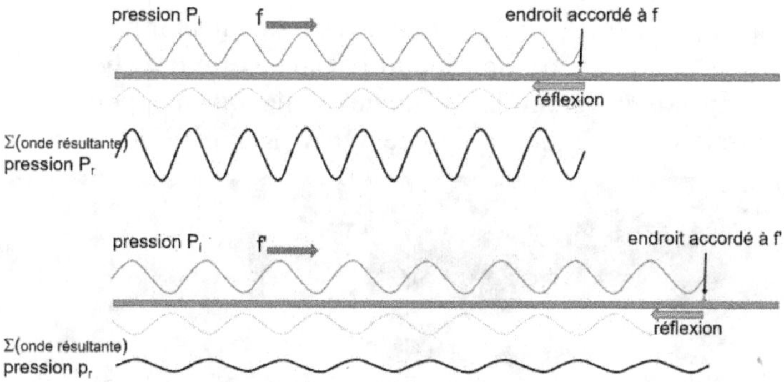

Le son appliqué a une fréquence variable et une pression fixe, et le son entendu (résultant) a une pression variable, qui augmente ou diminue régulièrement lorsque f se décale (microstructure de l'audiogramme tonal)

Figure 2. Explication des modulations de l'audiogramme dans une cochlée très peu amortie. L'onde déclenchée par un son pur se propage de la fenêtre ovale, à l'entrée de la cochlée (à gauche), à l'endroit qui résonne à la fréquence utilisée, différent selon la fréquence. Elle subit une réflexion à cet endroit. L'onde réfléchie, tantôt renforce, tantôt diminue l'onde incidente selon leur phase relative au point de réflexion. Le fait que l'onde totale subisse de grandes variations d'amplitude montre que l'onde réfléchie est d'amplitude proche de l'onde incidente, donc très peu amortie.

Muni de l'intuition de la solution, le physicien anglais David Kemp attaque le problème par plusieurs méthodes, autour des années 1977. L'une d'elles, très spectaculaire et qui va révolutionner non seulement notre conception de l'oreille, mais aussi son exploration clinique, étend celle qu'il a utilisée dans un de ses précédents projets. Là, il mesurait les propriétés de transmission de l'ionosphère terrestre (essentielle pour la radiophonie à l'époque où les réseaux de fibres optiques n'étaient pas encore nés) en utilisant des excitations impulsionnelles, qui lui donnaient des informations complètes en un temps très court. Pas besoin de se procurer un puissant générateur de laboratoire, la foudre fournit des impulsions électriques naturelles parfaitement adéquates, gratuitement et en tout point du globe. Dans l'oreille, Kemp teste les propriétés de celle-ci en l'excitant par une impulsion sonore, un clic (le son bref produit, par exemple, par un claquement de mains). Stupeur sauf pour Kemp qui s'y attendait : l'oreille répond par une sorte d'"écho" tardif très complexe, différent dans chaque oreille, qu'on appellera son otoémission acoustique, en abrégé, OEA (Kemp 1978).

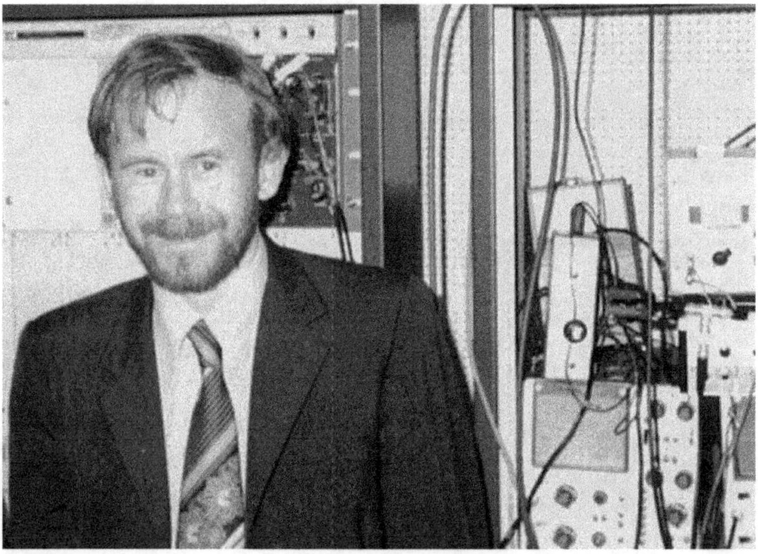

Figure 3. David Kemp dans son laboratoire en 1979. L'équipement qu'il utilise (en partie visible à droite) sera bientôt miniaturisé par ses soins pour tenir dans un ordinateur portable, la révolution des années 1980 (document David Kemp, avec autorisation).

Le son n'a à parcourir que quelques centimètres aller-retour, mais l'écho revient parfois 20 millisecondes plus tard, comme si l'oreille mesurait 15 mètres de long. Ce n'est donc pas un simple écho de réflexion, mais une réponse active de l'oreille, d'autant plus que si l'oreille a été fatiguée par une exposition sonore intense ou la prise d'un médicament ototoxique, elle n'émet plus d'otoémission. Le coup de théâtre est si tonitruant que la publication de Kemp est initialement rejetée, personne ne veut y croire. L'éditeur du premier journal visé, *Nature*, prétend nécessaire d'apporter des preuves chez l'animal. Kemp avait procédé à d'autres tests, notamment celui d'envoyer deux sons purs, et d'enregistrer ce qui ressort dans le conduit auditif externe : devinez quoi ? le troisième son de Tartini bien sûr. A l'époque, 1977, le montage détecteur du troisième son (il ne suffisait plus de dire qu'on l'entendait, il fallait l'enregistrer pour démontrer que ce n'est pas une illusion auditive) était très lourd et peu automatisable, et Kemp a choisi de plutôt exploiter l'expérience plus intuitive du clic et des otoémissions provoquées par clic. Devant le lien direct entre OEA présentes et audition normale, OEA absentes et cochlée anormale, qui a connu ensuite quelques ajustements, il a décidé de construire un appareil informatisé de dépistage auditif. Produit industriellement par la firme *Otodynamics Ltd*, créée par Kemp, en 1988, l'ILO88 (ILO pour *Institute of Laryngology and Otology*, qui hébergeait le laboratoire de Kemp) a rendu possible le dépistage universel néonatal de la surdité ! Non seulement en créant le concept, mais en fournissant un outil utilisable par des non spécialistes. Un nouveau-né sur 1000 nait sourd, principalement pour des raisons génétiques. Depuis la fin des années 1980[1], il est dépisté dès la maternité et peut bénéficier d'une prise en charge précoce adéquate.

Et Tartini ? L'expérience dite de mesure des produits de distorsion de Kemp, les sons de combinaison détectés dans le conduit auditif externe, montrait l'existence du troisième son en tant que le son le plus ample produit par l'oreille interne. Dix ans

---

[1] En France, les années 2000 dans toute la région Champagne Ardennes sous l'impulsion d'André Chays, mais beaucoup plus tard sur le reste du territoire. La France a donc été le tout dernier pays européen à décréter le dépistage néonatal systématique, alors que c'est en France que l'appareil ILO88 avait été validé pour la première fois sur le terrain par Pierre Bonfils et collègues (Bonfils 1988).

avant Kemp, le psychophysicien américain Julius Goldstein était passé près de la solution (Goldstein 1967). Il avait affiné l'expérience de Tartini en détectant le troisième son au moyen de sa propre audition, sensibilisée à la détection par l'adjonction d'un troisième son externe, produit par un générateur ajusté par lui-même (c'est assez facile, car on connait exactement la fréquence du troisième son interne, qui est imposée par la théorie mathématique de la distorsion comme on le verra plus loin). Une fois la fréquence fixée selon la formule mathématique, Goldstein réglait l'amplitude et la phase externes pour éliminer l'audibilité du troisième son interne. Lorsque l'annulation se produit (et cela se détecte par un changement du timbre du son total, pour un auditeur entrainé), le troisième son externe est exactement égal en amplitude et opposé en phase au troisième son interne, dont il ne reste plus qu'à lire les caractéristiques d'amplitude et phase sur le cadran.

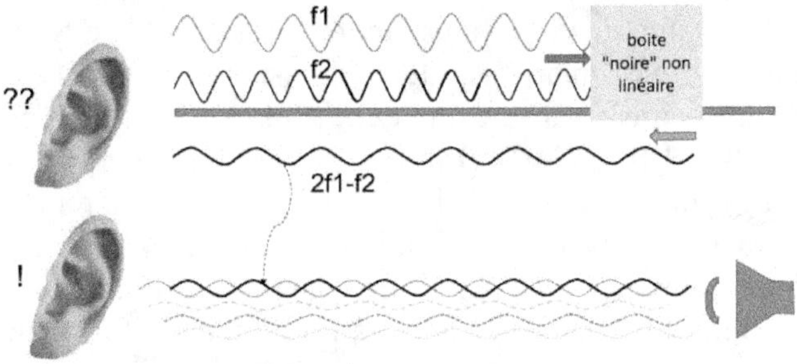

Mélangé aux primaires aux fréquences f1 et f2, le troisième son 2f1-f2, de faible amplitude, est audible mais difficile à décrire clairement. Si on ajoute un haut-parleur externe qui diffuse en même temps un son exactement à la fréquence du troisième son (l'opérateur applique juste la formule 2f1-f2), avec une amplitude et une phase ajustables à la main par l'auditeur, à un moment donné il va complètement éteindre le troisième son d'origine interne, provoquant un changement de timbre évident: l'amplitude et la phase du son du haut-parleur sont alors miroirs de celles du troisième son qui est ainsi mesuré avec précision.

Figure 4. Méthode de Goldstein. Un raffinement supplémentaire est de légèrement décaler en fréquence le son extérieur introduit par le haut-parleur (en bas à droite) pour créer un battement avec le troisième son intrinsèque, ce qui aide à repérer ce dernier. Ensuite, c'est seulement si l'amplitude et la phase du son extérieur sont très proches du troisième son intrinsèque qu'il est éteint en permanence.

Quantifiées par Goldstein, les propriétés de ce troisième son interne étaient étranges (voir le chapitre 7 qui leur est consacré), pas du tout conformes à celles prévues par Helmholtz… Depuis Goldstein puis Kemp et quelques collègues, Duck Kim (Kim 1980), Rudolf Probst, Brenda Lonsbury-Martin et Glen Martin en particulier (Lonsbury-Martin 1987), le troisième son de Tartini était devenu un objet physique, créé dans l'oreille, il restait à savoir par quelles structures subcellulaires et par quel mécanisme physico-mathématique. Ce mécanisme d'une grande élégance sera expliqué en temps utile dans cet ouvrage. On peut en tirer deux leçons, la première est de la science-fiction : si Tartini et Kemp s'étaient rencontrés, si Faraday et Einstein avaient eu le même âge, etc. Les observations de l'un et le formalisme rigoureux de l'autre auraient eu raison de questions qui ont dû patienter plusieurs décennies voire siècles. C'est en attendant que les idées et les outils murissent, que la Science progresse. Et la deuxième leçon, elle, est réaliste, musique, mathématiques, esthétique, anatomie, physiologie, astrophysique, médecine et dépistage de handicaps graves se font la courte échelle pour faire d'une question purement intellectuelle un enjeu de santé publique. Grâce à Tartini qui voulait aider ses élèves et ceux de Leopold Mozart à jouer juste… on dépiste partout les surdités néonatales qui empêchaient naguère les enfants atteints d'acquérir le langage. La combinaison gagnante était totalement imprévisible : n'oublions pas qu'Helmholtz était formé comme chirurgien militaire de l'armée prussienne et que jeune, il amputait sur le champ de bataille des soldats estropiés.

Il est temps de découvrir comment le troisième son cachait un mécanisme qui nous est indispensable au quotidien, et pas seulement nous, *Homo Sapiens*, et nos cousins mammifères, mais aussi moustiques, grenouilles, lézards (Manley 2001). Plongeons dans le labyrinthe des égouts de Vienne, en 1945, à la poursuite du troisième homme… pardon, dans le labyrinthe des cavités de l'os temporal qui hébergent l'organe sensoriel auditif et les sources du troisième son de Tartini.

Chapitre 2 - Le troisième son, les sons de combinaison : compétition puis oubli… et retour au premier plan

Le phénomène de son différentiel ou son résultant, ou encore, son de combinaison, et pour commencer, "*terzo suono*", a été découvert indépendamment au XVIIIème siècle, à des dates relativement proches, et publié par trois théoriciens de la musique. Parmi ces découvreurs, on distingue Giuseppe Tartini bien sûr, dont le livre de 1754 (*"Trattato di musica secondo la vera scienza dell'armonia*") est la première publication imprimée de son travail, mais il revendique dans son autre ouvrage ("*de principj dell armonia musicale"*, paru en 1767) que ses observations et ses premières utilisations du troisième son remontent à son séjour à Ancône en 1714. Georg Andreas Sorge, compositeur, organiste et acousticien (1703 – 1778), a exercé longtemps comme organiste à Lobenstein, ville de Thuringe située à mi-chemin entre Nuremberg et Leipzig. Ses observations du troisième son ont été publiées de 1745 à 1747, à l'occasion de la parution de ses trois volumes de *"Vorgemach der musicalischen composition*" (Sorge 1745; Mett 1989). Sorge y détaille sa découverte de la combinaison tonale, qui correspond à la création d'une sensation correspondant à la hauteur d'un troisième son pur par la production simultanée de deux sons purs.

Le troisième protagoniste est Jean-Baptiste Romieu (1723 – 1766) qui publie en 1751, au sein de l'Académie Royale de Montpellier dont il est membre, son étude pionnière des "sons combinés" (ou sons de différence) montrant qu'un troisième son résultant en proportion harmonique pouvait être entendu en dessous des intervalles joués selon certains rapports (Roche 1876). Ses premières observations personnelles remontaient à 1743, lorsqu'il officiait au clavier de l'orgue de la Cathédrale St Pierre de Montpellier.

Ces trois scientifiques, qui méritent ce qualificatif moderne de par la rigueur et l'originalité de leurs observations (et ils ne pouvaient le savoir, mais de par l'importance du phénomène étudié) ont été au centre d'une querelle quant à l'antériorité de la découverte du troisième son, par exégètes interposés. Sans prendre position, ni d'ailleurs citer ses sources, Leopold Mozart, dans son ouvrage "*Versuch einer gründlichen Violinschule*" publié en 1756 (année de naissance du petit Wolfgang Amadeus), y consacre une section, indiquant que les sons de combinaison lui servent d'outil pédagogique précieux, car ils peuvent être utilisés lorsqu'un violoniste joue des doubles cordes pour vérifier qu'il obtient des sons justes et forts. D'Alembert, dans l'Encyclopédie, mentionne d'abord Tartini puis publie la polémique allumée par Romieu, et cite des arguments que Romieu lui a personnellement adressés pour revendiquer son antériorité. Du côté de Sorge, moins favorisé par son relatif anonymat et par le peu de rayonnement de son ouvrage, c'est à son compatriote Helmholtz qu'il appartiendra, un siècle plus tard, de déplorer que bien que Sorge ait été, semble-t-il, le premier à publier sur le phénomène, le nom de "son de Tartini" ait remplacé dans l'usage celui de troisième son. Tartini expose son point de vue avec vigueur et indignation dans son livre de 1767, y consacrant une page entière, la page 36 de l'édition originale (Tartini 1767). Nous y reviendrons en détail à l'occasion de la biographie de ces découvreurs. Une notion attire cependant l'attention, qui est que la description de Tartini est reconnue par tous comme se démarquant des autres par la hauteur différente qu'il attribue au troisième son. Mais ceux qui signalent l'"erreur" l'attribuent à une mauvaise identification de Tartini. Il ne vient à l'idée de personne que peut-être, Tartini n'a pas commis d'erreur, mais tout simplement entendu autre chose… une hypothèse qui sera reprise par la suite.

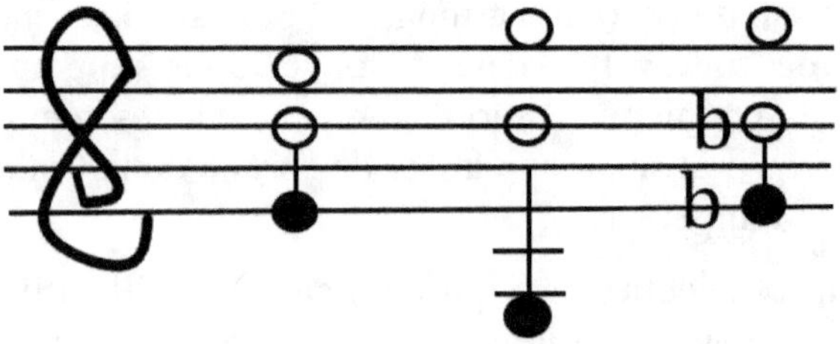

Figure 5: reproduction d'une gamme tracée par Tartini dans son ouvrage de 1754 pour placer le troisième son (noires) par rapport aux sons primaires (blanches) testés par le compositeur pour le provoquer.

Mais tout d'abord, pourquoi cet intérêt de tant de lecteurs pour un phénomène pouvant sembler anecdotique, d'autant plus qu'aucun des trois découvreurs ne propose de mécanisme bien précis pour l'expliquer ?

La théorie musicale du XVIIIème siècle est à la recherche de bases solides concernant des notions comme la hauteur d'un son, mais aussi en cas de production d'accords, la consonance et la dissonance qui dépendent des rapports entre les fréquences constituant un accord, en relation avec l'aspect esthétique de la musique. Une autre question essentielle est la transposition des partitions, notamment dans le cas d'instruments à clavier permettant de jouer des sons fixes à un nombre de fréquences limité. Comment construire une gamme selon l'objectif de définir des notes qu'on puisse jouer en accord et de manière consonante sur un instrument à clavier doté de touches en nombre raisonnablement limité afin de rester "jouable" ? De cette question émerge la notion de tempérament, qui décrit un procédé d'accord des intervalles d'une échelle musicale. Chacune de ses notes doit pouvoir servir dans différentes tonalités. Dans les instruments comme le violon, un léger déplacement d'un doigt permet un ajustement. Dans un instrument à vent, ceci peut être obtenu par une modulation du souffle, mais pour un piano par exemple, des compromis doivent être trouvés. A travers l'histoire de la musique, différents compromis ont été proposés. L'observation du troisième son lorsque deux sons sont joués simultanément contribue à l'analyse auditive des différents résultats produits par des accords selon les relations entre les deux sons de départ.

Quelles relations étaient-elles connues entre hauteurs sonores et nombres entiers, déduites de l'étude des cordes vibrantes ?

Une corde vibrante tendue, fixée à ses deux extrémités puis pincée de manière à déclencher une excitation transversale, émet des sons de fréquence précise. Le mode de vibration dominant forme un fuseau unique entre les deux points de fixation. La fréquence dominante est inversement proportionnelle à la longueur de la corde. Elle dépend aussi de la force de tension et de la masse de corde par unité de longueur. D'autres modes de vibration existent aussi, chacun correspond à un nombre entier de fuseaux entre les points de fixation. Ce nombre, 1 pour le mode dominant, passe à 2, 3, 4 et ainsi de suite, pour les modes suivants, avec des points intermédiaires espacés régulièrement entre les points de fixation où la vibration est nulle (il s'agit de nœuds de vibration séparant des ventres de vibration). Les fréquences associées aux différents modes sont des harmoniques de la fréquence citée plus haut qui, elle, est la fondamentale de la corde.

Deux sons de fréquences f1 et f2 liées par une relation arithmétique telle que les deux fréquences sont deux multiples entiers d'une fréquence plus basse, sont des harmoniques du même fondamental. Par exemple, deux sons à f1 = 440 (=2 x 220) et f2 = 1110 (= 5 x 220) hertz (ou vibrations par seconde, l'unité hertz ayant pour symbole Hz) sont deux harmoniques du fondamental 220 Hz, qui correspond à la note la. Le la de référence est en général associé à la fréquence 440 Hz, une octave au-dessus de 220 Hz. L'octave est un intervalle défini de la manière suivante : deux sons purs dont les deux fréquences diffèrent d'un facteur 2 sont à une octave l'un de l'autre et sont perçus comme ayant la même identité sur la portée musicale.

Cette notion de hauteur est évidemment un paramètre critique de la musique, d'où découle la mélodie. Parmi les autres dimensions associées à la musique, indépendantes de la hauteur, intensité et rythme sont tout aussi essentiels. Une dernière notion primordiale liée aux trois précédentes, contenu en fréquences, mais aussi intensité relative des différentes fréquences et caractéristiques temporelles fines (attaque par exemple), est le timbre. Le timbre est conçu comme une notion très composite. Elle désigne tout ce qui différencie deux sons musicaux ou autres, lorsque leur intensité, leur hauteur et le rythme de présentation sont identiques, et fait référence aux nombreuses propriétés physiques ou perceptives pouvant encore les rendre différents.

La notion de hauteur semble très simple lorsque le son à analyser est pur, celui produit par une pression acoustique sinusoïdale à une fréquence donnée. On peut alors se contenter de la définir comme étant l'attribut perceptif, donc subjectif, selon lequel on peut classer des sons sur une échelle comme étant plus ou moins aigus selon que leur fréquence est plus ou moins haute. Les basses fréquences sont associées aux sons graves et les hautes fréquences, aux aigus.

Mais la notion de fréquence appartient au domaine de la physique, et peut donner lieu à des mesures objectives. Par exemple on peut utiliser un microphone pour enregistrer l'onde sonore, relier sa sortie à un oscilloscope et calculer le nombre de sinusoïdes par seconde : ce nombre donne la fréquence. Au contraire, la hauteur est une notion subjective, seul l'auditeur peut décrire ce qu'il a entendu. Heureusement, l'immense majorité des auditeurs perçoivent la hauteur de la même manière, ce qui permet aux mélodies d'une œuvre musicale d'être probablement interprétées de la même manière par les auditeurs. En somme, compositeur, orchestre et auditeurs comprennent le même "langage" mélodique. La définition mentionnée plus haut de la hauteur, un peu circulaire, se contente de supposer que les échelles de fréquence physique et de hauteur subjective sont normalement parallèles.

En fait, cette règle qui semble presque un truisme n'est pas vraie pour tout le monde. Il existe des maladies de l'oreille qui n'affectent qu'un côté, et dans lesquelles apparait une "diplacousie". Le même son ne donne pas la même sensation de hauteur dans l'oreille droite et l'oreille gauche. Nous y reviendrons lorsque nous aborderons les théories de perception de la hauteur, mais il faut savoir que l'explication du phénomène de diplacousie (parfois, heureusement réversible) n'est pas encore certaine. Le pianiste Sviatoslav Richter décrit dans ses entretiens avec Bruno Monsaingeon qu'il a souffert d'une diplacousie pendant une phase de sa vie, décalant sa perception de hauteurs de plusieurs tons, différemment pour les graves et les aigus, et l'empêchant de jouer sans partition. Il cite son professeur, Neuhaus, et Serge Prokofiev comme victimes de symptômes similaires (Monsaingeon 1998).

Il existe aussi une anomalie rare d'origine génétique, congénitale, appelée amusie et dans laquelle le sujet atteint ne perçoit pas les mélodies (et a fortiori, ne les reconnait pas). Parmi les amusiques célèbres, Ernesto "Che" Guevara ! L'audition de l'Internationale, qui galvanisait ses troupes, ne produisait chez lui aucune sensation particulière autre que celle d'un bruit de fond. Est-ce cela qui explique le regard distant, un peu visionnaire, qui frappe tant sur ses photographies les plus célèbres prises lors de parades ou de grands rassemblements politiques ? Le besoin de trouver une inspiration ailleurs que dans l'écoute des hymnes conçus pour provoquer une communion entre auditeurs et interprètes, mais qui lui était inaccessible ? Enfin des accidents vasculaires cérébraux touchant certaines zones précises du cortex peuvent entrainer une incapacité définitive à percevoir les mélodies, un drame qui a affecté certains compositeurs, notamment Maurice Ravel, à la fin de leur vie.

La capacité à reconnaitre la hauteur et à ranger les notes d'une mélodie selon une échelle liée de manière simple aux fréquences sonores utilisées pour produire cette mélodie n'est donc pas du tout triviale, et elle repose sur l'intégrité non seulement des oreilles internes, mais aussi des structures neuronales qui traitent l'information auditive. On pourrait alors imaginer qu'une surdité neurosensorielle, comme celles très fréquentes liées à une surexposition à des sons trop intenses ou celles liées au vieillissement, qui affectent plus de 30% de la population entre 60 et 70 ans, affecte la perception de la hauteur et des mélodies, mais ce n'est pas la règle générale. La perception de l'intensité et celle du timbre des sons sont affectées par une surdité, mais la hauteur est très robuste. Dans l'excellente série "*Springer Handbook of Auditory Research*", le sujet de la hauteur (*pitch* en anglais) fait l'objet d'une mise au point rassemblant tous les éléments importants, historiques et portant sur les recherches les plus récentes. Le volume intitulé "*pitch*" paru il y a moins de deux décennies (Plack 2005) comporte 388 pages. Il n'est pas question d'en infliger un compte-rendu exhaustif au lecteur, mais l'intérêt pour le troisième son, et plus généralement pour les sons de combinaison qui apparaissent lorsque des instruments de musique jouent à l'unisson, est étroitement lié à la notion de hauteur. Est-ce que le troisième son contribue à la notion de hauteur ? C'est ce que pensait Romieu et ce qui poussait Leopold Mozart à l'enseigner aux élèves de sa classe. Plus tard, Helmholtz a échafaudé une théorie selon laquelle la présence des sons de combinaison explique comment la hauteur est perçue même dans certaines circonstances où sa perception devrait être faussée. August Seebeck, contemporain d'Helmholtz, s'est affronté à Helmholtz sans avoir gain de cause de son vivant, défendant une théorie bien différente et ensuite largement réhabilitée (Turner 1977). Nous allons donc devoir passer en revue quelques notions essentielles. De même, pour reprendre l'image du préambule, qui est qu'on ne peut pas comprendre l'énigme du troisième homme sans plan des égouts de Vienne, de même celle du troisième son fait appel à un plan contenant des notions sur des aspects différents, anatomie, physiologie, perception entre autres.

Une première particularité évidente de la hauteur est son côté cyclique, avec un rôle privilégié pour l'intervalle d'une octave correspondant à un doublement de fréquence. Deux sons purs distants d'une ou plusieurs octaves produisent une note de dénomination identique. Il est à noter que pour la majorité des sujets testés, il faudra leur donner une référence, en leur indiquant par exemple que la première note présentée est un mi. Ils reconnaitront alors aisément que les sons de fréquence double, triple ou moitié correspondent aussi au mi. Les personnes qui ont l'oreille absolue pourront identifier un mi sans référence extérieure dès la première note présentée.

La musique est rarement construite à partir de sons purs, le cas de la hauteur des sons spectralement complexes est donc primordial à élucider. En fait, on sait depuis Joseph Fourier, mathématicien auxerrois, ayant exercé à Grenoble à l'époque de Napoléon puis à Paris, que tout son périodique est mathématiquement équivalent à une série de sons purs dont les sinusoïdes s'additionnent pour reconstruire, à l'identique, la forme de l'onde de pression sonore complexe de départ. La généralisation à des sons non périodiques est assez aisée.

Comment la hauteur d'un mélange de sinus est-elle déterminée? La perception de hauteur peut être très différente selon les fréquences mélangées et leur rapport arithmétique. Nous ne considérerons que le cas de sons stables présentés de manière prolongée. Si les sinusoïdes mélangées forment une série harmonique, les périodes des oscillations associées sont toutes des fractions entières de la période fondamentale T0, donc même si la forme des oscillations engendrées par l'addition des sinusoïdes est compliquée à l'échelle de la fraction de milliseconde, à chaque fois qu'une période T0 ou un nombre entier de fois T0 s'écoule, la forme des oscillations se reproduit à l'identique.

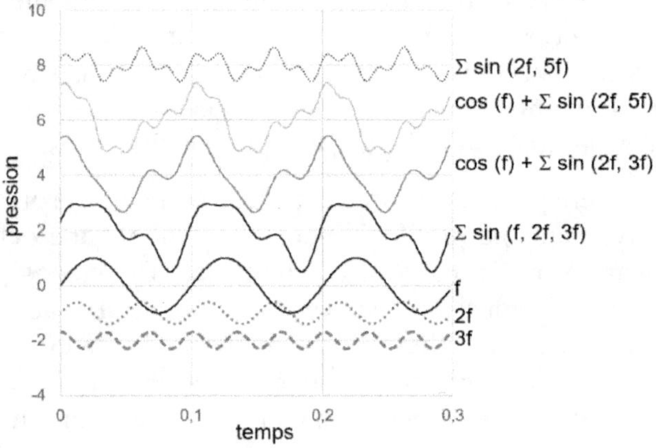

De bas en haut, trois 1ères traces: le fondamental d'une fréquence f (trait plein) et les harmoniques 2f et 3f (tirets et pointillés). Toutes les traces au dessus ont la même fondamentale f et la même période de 0,1, mais elles contiennent un dosage différent d'harmoniques. Les traces 4 et 5 à partir du bas ne diffèrent que par la phase d'une composante: les ondes ne se ressemblent pas mais leur effet auditif est identique. La trace 6 ressemble à la trace 5 mais contient une harmonique 5: elle oscille plus et a un timbre différent. Dans la trace 7 par rapport à la 6, le fondamental est absent mais entendu et du reste, la période reste 1/f.

Figure 6: formes d'onde périodiques engendrées par des mélanges de sinusoïdes à des fréquences harmoniques.

Lorsque la série harmonique contient parmi les composantes celle qui a la fréquence fondamentale, on n'est pas étonné de constater que la hauteur identifiée par les auditeurs est celle de la fondamentale. Par exemple, une série 220, 660, 880 Hz est identifiée sans difficulté comme le la à l'octave en dessous du la 440. Les composantes à 660 et 880 Hz sont considérées comme fusionnées à la fondamentale et ne sont pas perçues individuellement (à moins qu'elles n'interviennent à des instants différents de ceux où la fondamentale est entendue).[2]

Lorsque la série harmonique est dépourvue du fondamental, par exemple, un couple de fréquences à 660 et 880 Hz, la hauteur reste clairement identifiée, pour la grande majorité des auditeurs, comme celle du la 220 Hz: le paradoxe est qu'il n'y a pas d'énergie en basse fréquence, mais le cerveau détecte sans ambiguïté la hauteur grave correspondante. Ce phénomène, appelé perception du fondamental manquant, est très communément ressenti depuis l'invention du téléphone. En effet, les lignes téléphoniques, même de nos jours après l'avènement du numérique, ne laissent passer que les fréquences dans la bande [300, 3000 Hz]. De ce fait, notamment, les fondamentales de toutes les voix masculines sont éliminées. Pour autant, les voix sont identifiées sans effort ni ambiguïté et leur timbre reste masculin, de manière totalement prégnante.

Ce phénomène de fondamental manquant a entrainé des polémiques et des incompréhensions. Très attaché à sa conception de l'audition comme la lecture d'un spectre de Fourier, initialement proposée par Ohm, et fort de sa découverte de la membrane basilaire de la cochlée comme le probable support de la décomposition spectrale des sons selon un code

---

2 Harmoniques ou partiels ? Il y a deux façons d'exprimer la notion de fondamentale et ses harmoniques. Dans la première, la fondamentale est la fréquence de base f0 à partir de laquelle se construit la série de ses harmoniques, 2f0, 3f0, etc., nf0 avec n entier naturel. Cette notation privilégie à juste titre la fondamentale, mais il est alors tentant de baptiser première harmonique, la composante spectrale 2f0; deuxième harmonique, 3f0, etc, toujours avec un décalage entre le nom de l'harmonique et son coefficient. On pourrait bien sûr appeler deuxième harmonique la composante à 2f0, et première harmonique, la fondamentale... Une autre nomenclature se base sur la notion plus "démocratique" de partiels, les partiels étant les différentes composantes spectrales de la décomposition d'un son complexe en série de Fourier. Pour un son périodique, le premier partiel (certes privilégié par son rôle de fondamental, mais c'est un partiel comme les autres) est le pic spectral le plus bas sur l'échelle de fréquences, f0. Le deuxième partiel est 2f0, le troisième partiel, 3f0, etc. L'autre intérêt de la nomenclature en partiels est que des sons non périodiques possèdent aussi des partiels que l'on peut numéroter, mais au contraire des sons harmoniques, les partiels ne sont pas équidistants.

positionnel avec les hautes fréquences d'un côté, les basses fréquences de l'autre, Helmholtz était persuadé que le fondamental ne pouvait être identifié et représenté dans le système auditif que s'il était présent physiquement (énergétiquement) dans la cochlée, à un endroit bien précis en résonance avec sa fréquence. Ceci supposait qu'en réponse à une série harmonique privée d'énergie à la fréquence fondamentale, le système auditif en amont de la cochlée le reconstitue. Helmholtz attachait donc une très grande importance à la création de sons de combinaison. Dans sa théorie, lorsque deux sons f1 = 660 Hz et f2 = 880 Hz étaient combinés, les non-linéarités de l'oreille engendraient un son de différence (le troisième son ? Helmholtz en était persuadé), f2-f1 = 220 Hz, précisément le fondamental, qui de ce fait n'était plus manquant.

A la même époque, le psychophysicien August Seebeck avait une opinion contraire, basée sur ses expériences avec une source de sons purs ou de mélanges à partir d'une sirène. Celle-ci était formée d'un disque en rotation à vitesse connue, le disque étant percé de trous réguliers laissant passer un jet d'air. Seebeck pouvait ainsi émettre des sons de fréquences ajustables f1 et f2. Selon lui, ce qui comptait pour définir la hauteur et l'attribuer au fondamental correct était la périodicité des ondes sonores : un mélange 660 – 880 Hz crée une onde sonore avec une nette périodicité de période 1/220ème de seconde, le plus petit multiple commun aux périodes des deux sons à 660 et 880 Hz. Cette périodicité affecte les informations nerveuses véhiculées vers le cerveau et désigne 220 Hz comme la base d'où la hauteur est déduite. Helmholtz, pas très tolérant pour les modèles des autres, avait littéralement incendié Seebeck et sa théorie temporelle du codage de la hauteur, mais à partir des années 1940, celle-ci a été pleinement réhabilitée. Une des preuves que le fondamental manquant est créé au niveau des centres cérébraux est que le phénomène persiste si l'un des harmoniques f1 est présenté à l'oreille droite et le deuxième, f2, à l'oreille gauche (Houtsma 1972), de sorte qu'ils n'ont aucune opportunité d'interférer mécaniquement pour engendrer de l'énergie acoustique à la fréquence différentielle f2-f1. Une autre preuve est que le percept de hauteur n'est pas modifié lorsqu'on utilise un son dit masquant, qui empêche la cochlée de vibrer à l'endroit où elle le devrait si un éventuel fondamental acoustique était reconstitué (Licklider 1951).

L'analyse la plus détaillée du phénomène ayant permis de réhabiliter la conception temporelle de Seebeck, au détriment de celle qui privilégiait l'analyse spectrale d'Ohm et Helmholtz, revient à Schouten autour de 1940 (Schouten 1938). Celui-ci créait des triplets d'harmoniques, par exemple d'ordres 6, 7 et 8, du même fondamental, choisi par exemple à 200 Hz. Le triplet était donc constitué de 6x200 = 1200 Hz, 7x200 = 1400 Hz et 8x200 = 1600 Hz, et il s'agissait d'évaluer la hauteur du mélange. Lorsque les harmoniques sont pures et justes, la hauteur attendue, et effectivement perçue, est 200 Hz. Selon Seebeck, c'est à cause de la périodicité des réponses induites par les trois harmoniques, et selon Helmholtz, c'est le troisième son de différence (200 Hz de différence entre les harmoniques les plus proches, d'ordres 6 et 7, mais aussi 7 et 8), créé par les distorsions de l'oreille moyenne, qui crée une vibration dans la cochlée pointant le 200 Hz. L'idée de Schouten est de décaler les harmoniques d'une quantité constante, de sorte qu'elles ne sont plus harmoniques de 200 Hz (1200, 1400 et 1600 Hz l'étaient, mais plus 1240, 1440 et 1640 Hz si on décale les composantes initiales de 40 Hz vers le haut). Selon Helmholtz, le son de différence restant le même, 200 Hz qui est l'écart fixe entre composantes, la hauteur ne change pas. Selon Seebeck, la hauteur change, elle augmente, car lors du changement indiqué ci-dessus, la période formée par le pattern d'interférence des trois sons se raccourcit. Dans l'autre sens, par exemple avec 1170, 1370 et 1570 Hz, la hauteur perçue diminue. C'est ce que Schouten observe. L'affaire pourrait sembler réglée, en défaveur d'Helmholtz, mais elle est un peu plus complexe, nous le verrons par la suite.

La notion de fondamental manquant méritait d'être considérée ici même, car elle vient à l'esprit lorsqu'on lit la plupart des discussions du phénomène de troisième son. La majorité des musiciens intéressés étudiaient le troisième son dans un contexte de consonance. Ils choisissaient donc les sons primaires f1 et f2 pour former des accords harmonieux, avec des fréquences dans un rapport arithmétique simple. Par exemple, Romieu signale qu'il entendait un troisième son grave très intense, en utilisant à l'orgue de la cathédrale de Montpellier deux petits flageolets (Roche 1876). Le troisième son grave était si intense qu'il semblait "*couvrir presque entièrement*" les deux sons de l'accord. Lorsque le phénomène de fondamental manquant se produit, c'est la hauteur de ce fondamental qui est détectée, les partiels élevés sont "fusionnés" au percept du fondamental, ne contribuant plus à la hauteur, mais enrichissant simplement le timbre. Le vrai troisième son de Tartini provenant de la distorsion ne parait jamais plus fort que les primaires, même si nous verrons par la suite qu'il conserve une force relative identique par rapport aux primaires même quand ceux-ci sont joués très faibles.

Un autre exemple où le musicien s'intéresse avant tout à la consonance est celui de Leopold Mozart, qui utilisait le troisième son (mais celui de Tartini ? Ou bien le fondamental manquant ? Qui rappelons-le n'est pas un son, mais un percept construit par le système nerveux auditif) pour aider ses élèves de la classe de violon à détecter s'ils jouaient parfaitement juste. Lorsque c'était le cas, le troisième son se fondait dans la série des deux sons lui ayant donné naissance et s'accordait au fondamental de ces deux sons. Evidemment, il n'y a pas de coïncidence entre le fondamental manquant détecté et le son de différence si l'un des deux sons joués ensemble est faux, 660 et 880 Hz créent une hauteur à 220 Hz, mais 680 et 900 Hz, créent une hauteur plus élevée que le "la 220" alors que leur différence en Hz reste 220. On peut proposer logiquement que Leopold Mozart utilisait les deux notions puisque leur divergence trahissait le jeu faux alors que pour un jeu juste, il y avait fusion (et confusion conceptuelle possible) des deux phénomènes. Ce qui est essentiel dans l'observation de Tartini est que celui-ci a testé les cas où les deux sons primaires ne sont pas consonants, nous le verrons bientôt, et il a bel et bien continué à entendre le troisième son, qui ne pouvait en aucun cas résulter d'un phénomène de fondamental manquant.

Lorsqu'une série de sinusoïdes contient des composantes de périodicités ne correspondant pas à des rapports arithmétiques simples, la forme temporelle de la somme de ces sinusoïdes est compliquée, non périodique, mais le plus souvent irrégulière, ce qui engendre des sensations de dissonance et de rugosité, désagréables. Ceci dit, la forme des ondes de pression n'est pas toujours l'élément le plus important pour déterminer une sensation. Si les composantes spectrales des sinusoïdes mélangées sont assez éloignées, et sans rapport arithmétique simple capable d'engendrer des périodicités, soit dans les ondes sonores soit dans les décharges neuronales produites dans les nerfs auditifs et conduites vers les centres auditifs, ces composantes sont décomposées le long de la membrane basilaire de la cochlée sur laquelle reposent les cellules sensorielles auditives, et une fois la décomposition effectuée, traitées séparément. On dit qu'elles sont résolues. Si par contre les fréquences sont proches, leur mélange engendre un battement audible[3].

Par exemple deux sons purs de fréquences respectives 200 et 205 Hz et de même amplitude, ou au moins d'amplitudes proches, produisent un battement à 5 Hz, et comme la cochlée est incapable de "résoudre" les vibrations aux deux fréquences, car les zones qui vibrent préférentiellement pour chacune d'entre elles sont trop proches et se recouvrent, on entend alors un son presque pur à peu près correspondant à la hauteur moyenne des deux fréquences, modulé à une cadence égale à la différence entre les deux fréquences, soit ici 5 Hz. Musicalement parlant, un tel vibrato est rapidement très désagréable. Mais comme vu plus haut, si ces deux sons purs voient leur écart en fréquence augmenter, dès qu'il dépasse plusieurs dizaines de Hz (un intervalle qui s'appelle bande critique, 160 Hz pour des sons tombant aux alentours de 1000 Hz), le traitement de chaque son est séparé et le cerveau détecte deux sons bien distincts, chacun avec une hauteur distincte, et aucun vibrato.

Pour autant, l'absence de vibrato ne suffit pas à garantir un résultat musicalement très agréable. Il est à noter qu'un vibrato peut aussi se produire entre des harmoniques de deux notes

[3] En fait, acoustiquement, la somme de deux pressions acoustiques sinusoïdales produit toujours un battement dans l'onde résultante, visible sur un écran d'oscilloscope connecté à un microphone de mesure, que ces sinusoïdes soient ou non résolues par l'oreille. Mais lorsqu'elles sont résolues, les vibrations associées à chacune des composantes se séparent dans la cochlée et intéressent chacune une région différente, chaque région vibrant sinusoïdalement.

différentes si ces harmoniques, pas forcément du même ordre, se trouvent par hasard d'intensités voisines et de fréquences très proches l'une de l'autre. Nous reverrons cette situation un peu plus loin, après avoir introduit les notions d'accords et d'intervalles consonants.

En effet, la musique n'est pas qu'une affaire de hauteur et de contours mélodiques offerts par l'enchaînement de sons simples, car elle fait appel à des accords dont certains sont privilégiés, en tout cas dans la musique occidentale et si on veut obtenir des consonances. Un accord consonant associant des sons de hauteur donnée dont l'addition donne une forme d'onde périodique. Pour y parvenir, il faut jouer sur les rapports arithmétiques entre fréquences. Concrètement, ces rapports correspondent à des rapports de longueurs pour les instruments à cordes. Deux sons dont les fréquences sont dans un rapport de 2 se trouvent séparés d'un intervalle d'une octave et sont à l'unisson. Les autres intervalles consonants les plus simples sont la quinte (pour un rapport de fréquences 2/3), la quarte (rapport 3/4), la tierce majeure (rapport 4/5) et la tierce mineure (rapport 5/6).

L'intervalle de quinte, particulièrement consonant, a servi de base pour la construction de la gamme imaginée par l'école de Pythagore, avec l'utilisation systématique de la quinte pour passer d'une note à l'autre. Supposons qu'on parte d'un do. Une gamme permet de découper l'intervalle entre ce do (à la fréquence f) et le do de l'octave au-dessus (à la fréquence double, 2f). Partant de f pour monter systématiquement, par pas d'un intervalle donné, à un moment donné on va sortir de l'intervalle d'une octave entre f et 2f, en aboutissant à une fréquence supérieure à 2f. Il est alors facile de revenir à l'octave inférieure (f, 2f) sans changer de note en divisant la fréquence de la note obtenue par 2. On utilise ainsi la propriété que deux notes distantes d'une octave ont la même valeur.

La note qui forme une quinte avec le do a une fréquence 3/2 f, c'est un sol. La note qui forme une quinte avec le sol a une fréquence 3/2 x 3/2 f, donc 9/4 f, qui tombe en dehors de l'octave (f, 2f) que nous considérons. Pas de problème, la même note à l'octave inférieure à 9/4 f est 9/8 f qui revient bien dans l'octave (f, 2f) et constitue le ré. A la quinte du ré, on trouve la note de fréquence 9/8 x 3/2 f donc 27/16 f, qui est le la. Puis la note suivante est 81/32 f qui, transposée à l'octave inférieure, donne 81/64 f, le mi. Pour la gamme de 7 notes la plus connue, il manque encore le fa et le si. On les obtient comme la note à la quinte du mi, 243/128 f qui forme le si, et la note dont le do est à la quinte, donc 2/3 f. Remontée à l'octave (f, 2f) qui nous intéresse, c'est 2x2/3 f donc 4/3 f, le fa. La construction peut se poursuivre sur le même principe de quintes ascendantes, pour faire alors apparaitre les notes diésées habituelles.

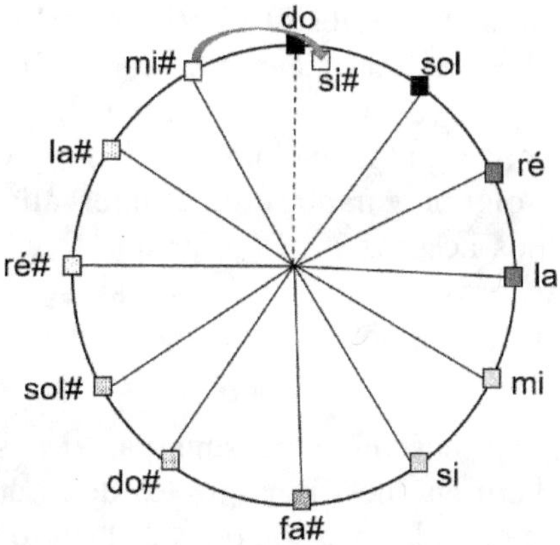

Figure 7: gamme formée à partir d'un do et d'intervalles de quinte ascendants consécutifs. A chaque fois que la note obtenue change d'octave, on en divise la fréquence par 2 pour revenir dans la même octave que le do de départ.

Le problème de ce choix de construction de gamme est qu'il ne revient pas exactement à son point de départ, qui était le do. En effet, une fois appliqués 12 intervalles de quinte consécutifs, la fréquence obtenue est égale à la fréquence de départ multipliée par 3/2 douze fois de suite, c'est-à-dire (3/2) à la puissance 12. Pour toujours se maintenir dans l'intervalle d'octave de départ, il faut la diviser 7 fois par 2, puisqu'à chaque fois qu'une fréquence dépasse la limite de l'intervalle, on la divise par 2 pour la ramener dans cet intervalle. La note finale se retrouve très près du do de départ, mais pas exactement. Après 12 intervalles de quinte et 7 divisions par 2, on obtient une fréquence qui vaut 1,013 fois celle du do. Cet écart certes minuscule entre le do de départ et ce qui devrait être de nouveau un do est appelé le comma pythagoricien. Par construction de cette gamme, le clavier accordé en conséquence permet de jouer des quintes parfaitement pures, sauf la dernière à cause du comma pythagoricien. En revanche, sur ce clavier, les accords de tierce majeure et autres sonnent un peu faux.

Il existe beaucoup d'autres possibilités de construction d'une gamme, par exemple celle de passer d'une note à l'autre par application d'intervalles alternés au lieu de l'intervalle fixe d'une quinte. Dans la gamme de Gioseffo Zarlino (1517 – 1590), les notes sont distantes, tantôt d'une quinte, tantôt d'une tierce majeure (rapport de fréquences de 5/4 que Zarlino considère comme bien consonant), associant un do et un mi, ou bien un fa et un la. Chaque solution garantit que les intervalles entre notes permettront certains accords justes pour une tonalité. Mais les instruments à accords fixes doivent aussi se prêter à des transpositions, et la transposition peut ne pas préserver la justesse.

Les notes jouées ensemble ne sont pas des sons purs et contiennent des harmoniques. Lorsque les deux notes forment une tierce majeure pure, les harmoniques de la note la plus grave forment la série 4, 8, 12, 16, 20, etc. (chaque entier venant multiplier la fréquence fondamentale de référence commune aux deux notes). La note la plus aiguë contient les harmoniques 5, 10, 15, 20, 25, etc. On voit que certaines harmoniques coïncident, la première coïncidence se produisant à 20 pour l'harmonique 5 du premier son et l'harmonique 4 du deuxième. La coïncidence suivante se produit pour 40, etc. Que se passe-t-il lorsqu'un accord n'est pas juste ? Si l'un des deux sons se décale, les multiples qui devraient être identiques ne sont plus exactement aux mêmes fréquences, ce qui engendre des battements audibles créant une sensation de dissonance. Mais celle-ci fait intervenir des harmoniques élevées, pas forcément très énergétiques donc pas forcément très émergentes. De plus le battement ne sera perceptible comme un vibrato, donc gênant, que si l'accord est tenu. Des situations de dissonance peuvent donc se trouver tout à fait tolérables.

De manière générale, les ajustements, destinés à l'accordage des instruments à sons fixes, appliqués aux intervalles entre notes pour maitriser les difficultés mentionnées précédemment, constituent le tempérament. Le tempérament égal divise l'octave en 12 intervalles chromatiques égaux, donc chaque intervalle d'un demi-ton fait passer d'une fréquence donnée à une fréquence plus élevée d'un facteur multiplicatif 2 à la puissance 1/12. Un tempérament inégal divise l'octave selon des intervalles non réguliers. Il en existe évidemment de nombreux. Le choix idéal devrait concilier la possibilité d'obtenir des accords variés et celui de bien souligner les différences de couleurs sonores entre les tonalités. Ce challenge a stimulé la créativité des compositeurs de toute l'époque baroque. Invention de différents tempéraments, réflexion sur les bases de l'harmonie, sur la facture d'instruments et sur les techniques d'exécution, tous ces éléments permettent un développement énorme de la musique instrumentale et préparent la voie au classicisme. Cette période était particulièrement propice à l'étude méticuleuse des effets produits sur l'audition par les accords, qui a conduit plusieurs théoriciens de la musique à s'intéresser aux sons de combinaison au point d'en faire un terrain de compétition, 1714, 1745, 1751, 1754... Il était temps, car le mouvement baroque allait bientôt laisser place à une nouvelle conception de la musique, à laquelle Tartini allait être un des premiers contributeurs.

La question des tempéraments allait être réglée, en quelque sorte, une fois pour toutes par Jean Sébastien Bach avec le clavier bien tempéré, œuvre parue en deux livres (1722, 1744) et travaillée par Bach jusqu'à sa mort en 1750. Dans cette œuvre, Bach compose deux cycles de 24 préludes et fugues chacun, écrits dans chacun des 12 demi-tons de la gamme chromatique. L'ampleur de la construction est telle que les formes du prélude et de la fugue n'ont plus guère connu ensuite la même importance. La question du tempérament que Bach a utilisé pour cette œuvre reste ouverte, avec un consensus pour considérer qu'il n'utilisait pas le tempérament égal.

La description des sons de combinaison étant un sous-produit de la recherche intense au dix-huitième siècle sur les questions théoriques d'harmonie et de tempérament, leur étude allait-elle survivre au tournant entre baroque et classicisme, et à la page tournée par Jean-Sébastien Bach en couronnant la réflexion de ses prédécesseurs et contemporains par une œuvre inégalable et définitive ? Elle aurait pu se retrouver rangée au rang des curiosités sans intérêt profond, même si Helmholtz exhume cette description et la structure, en lui donnant une explication mathématique bien ordinaire. Pour un physicien de son époque maitrisant la description quantitative des distorsions, les sons de combinaison sont une évidence, une illustration intéressante, mais pas un sujet de recherche d'avenir... Et de fait, ce sujet précis allait être mis de côté jusque dans les années 1960.

Dépistage néonatal universel de la surdité neurosensorielle par les otoémissions, une suite lointaine de la découverte du "*terzo suono*"

Les applications musicales du troisième son ont perdu de leur actualité et de leur importance après le dix-huitième siècle et la controverse en antériorité de Romieu et Tartini peut paraitre bien futile. L'explication initiale apportée par Helmholtz quant à la nature du phénomène reste remarquable, mais Helmholtz n'a pas compris la nature de la source du phénomène, niant la possibilité qu'elle soit intracochléaire. Or, c'était cela qui constituait une exclusivité scientifique ! Les descriptions ultérieures du phénomène ont rectifié cette erreur, mais curieusement, nous le verrons par la suite, sont restées anecdotiques, les auteurs eux-mêmes ne mesurant pas l'importance de leurs observations jusqu'au tournant des années 1977, anticipé par quelques brefs éclairs sans lendemain immédiat.

La révolution des otoémissions

La vraie compréhension de l'importance du phénomène est venue incontestablement de l'anglais David Kemp qui, par une série d'expériences entre 1977 et 79 démontrant que la source du troisième son se situe dans la cochlée, en identifiant les cellules sensorielles d'une catégorie particulière comme étant cette source, et enfin, en construisant l'appareil capable d'objectiver le troisième son, a permis l'instauration d'un dépistage néonatal universel de la surdité neurosensorielle (Kemp 2003). C'est une avancée majeure dans le domaine de la santé publique, car les surdités néonatales ne sont pas rares (une à deux naissances sur 1000), et en cas de diagnostic tardif, compromettent souvent définitivement le développement cognitif et les fonctions de communication de l'enfant sourd. Il est trop tôt pour aborder maintenant les détails des relations entre le fonctionnement des cellules sensorielles auditives de la cochlée et les **otoémissions** (le nouveau nom du troisième son et des sons apparentés, introduit à la suite de la découverte de Kemp, à savoir non seulement que c'est la cochlée qui crée ces sons audibles, mais aussi que de la cochlée ils se propagent à travers l'oreille moyenne pour être émis vers le conduit auditif externe), et les propriétés des otoémissions qui en découlent. Il nous suffit pour le moment de savoir :

- que la catégorie de cellules sensorielles auditives qui émet le troisième son est indispensable à l'audition, notamment pour assurer une sensibilité normale aux sons de faible niveau, et une sélectivité normale vis-à-vis de sons de fréquences différentes.

- que les otoémissions sont des sons authentiques, émis par la cochlée, et malgré leur faible niveau, faciles à détecter en quelques secondes dans le conduit auditif externe d'un individu, même nouveau-né, sans douleur ni perturbation. Au lieu de compter sur l'audition entrainée d'un professionnel (Tartini, Helmholtz ou ceux de leurs collègues qui seront mentionnés plus loin), une mesure objective effectuée par un microphone miniature dans le conduit auditif externe authentifie les otoémissions.

- qu'en plus de découvrir les otoémissions, Kemp a construit un appareil de référence permettant de les enregistrer de manière très fiable (attention : il existe des distorsions, qu'on peut qualifier d'instrumentales, et qui produisent aussi un troisième son, mais ailleurs que dans la cochlée, et l'appareil inventé par Kemp élimine très habilement les distorsions instrumentales[4].

Si on trouve des otoémissions chez un bébé, c'est que ses cellules sensorielles auditives fonctionnent, il n'est donc pas sourd, sauf catégories très particulières de surdités survenant dans des contextes précis assez rares. Si on ne trouve pas d'otoémissions chez un bébé, il est possible que l'enregistrement ait connu un problème technique, auquel cas on répète le test une fois le problème résolu. S'il n'y a toujours pas d'otoémission, c'est que les cellules sensorielles auditives du bébé ne fonctionnent pas normalement, il se peut qu'il soit sourd ce qui justifie un bilan dans un service d'oto-rhino-laryngologie. La démarche ne prend que quelques minutes, et peut être menée par un non spécialiste (étudiant ou aide-puéricultrice), car les appareils d'otoémission, dont celui inventé par Kemp, sont largement automatisés.

Le principe d'un dépistage néonatal auditif très efficace et très simple est lancé dès les années 1983-87 par des pionniers, Pierre Bonfils en France (Bonfils 1988), Nils Johnsen au Danemark (Johnsen 1983), Rudolf Probst aux USA puis en Suisse, tandis que Mark Lutman au Royaume-Uni et Glen Martin et Brenda Lonsbury-Martin aux USA vont développer des prototypes concurrents de celui de Kemp, avant même qu'un instrument de dépistage automatisé ne soit encore au point. Le dépistage néonatal auditif universel est devenu effectif dans de très nombreux pays, à la fin des années 1990.

Pourquoi le dépistage néonatal des surdités est-il un progrès important en santé publique ?

La prévalence des surdités néonatales, en l'absence de facteur de risque, est loin d'être négligeable, car un peu plus d'un bébé sur 1000 nait avec une surdité neurosensorielle. En France, ceci correspond à un millier de naissances par an. La moitié des surdités néonatales sont sévères à profondes avec une perte de

---

[4] Ce sont largement les propriétés de ces distorsions instrumentales qui ont été rapportées par Sorge, Romieu et Helmholtz, alors que ce sont les propriétés des vraies distorsions que Tartini décrivait, et c'est grâce à ces propriétés que Kemp a pu établir les bases d'un dépistage universel néonatal. Il a fallu de multiples rebondissements pour le démontrer, qui forment le fil conducteur de ce livre.

sensibilité auditive telle que la parole n'est pas audible sans amplification. On estime que la prévalence des surdités neurosensorielles de l'enfant est multipliée par 2 entre la naissance et l'âge de deux ans, car certaines surdités n'apparaissent que plusieurs mois après la naissance. Une grande majorité des surdités neurosensorielles de l'enfant sont d'origine génétique, car les maladies infectieuses capables d'induire une surdité chez le fœtus ont été éradiquées dans les pays industrialisés, à part l'infection par cytomégalovirus (CMV) qui reste un sujet d'inquiétude. Toutefois, certaines surdités chez le bébé sont déclenchées par l'exposition à des facteurs de risque non génétiques. Parmi les plus fréquents, un séjour en soins intensifs dû à un problème périnatal ou à une prématurité. A cette occasion peuvent être administrés des médicaments toxiques pour l'oreille interne, comme par exemple les antibiotiques aminosides, dérivés de la streptomycine, indispensables en cas d'infection périnatale grave, utilisés à des dosages parcimonieux, mais potentiellement dangereux quand même. De plus, certains gènes anormaux, dits mitochondriaux, particulièrement fréquents dans certaines régions comme la péninsule Ibérique, peuvent rendre une personne hypersensible à ces antibiotiques ototoxiques même dosés avec précaution. La surdité qui s'ensuit est alors due à la combinaison d'un facteur héréditaire et d'un facteur environnemental pharmacologique.

La grande majorité des surdités néonatales sont dues à un dysfonctionnement des cellules sensorielles cochléaires et notamment celles de la catégorie qui est à l'origine des otoémissions. Cependant, lorsqu'un bébé a dû séjourner en soins intensifs, ses neurones auditifs ont pu être lésés alors que les cochlées sont restées normales, et la surdité résultante est alors atypique, une neuropathie auditive. Le dépistage doit alors être mené avec des méthodes différentes, car les otoémissions sont souvent préservées malgré la surdité. On estime que parmi les bébés en soins intensifs néonataux, un sur 70 environ est à risque de ce type de surdité. On prescrit donc à tous les bébés sortis de soins intensifs néonataux un suivi auditif spécifique.

Les conséquences des surdités survenues à la naissance ou peu après résultent principalement de leur impact sur l'acquisition du langage maternel, et on les appelle prélinguales lorsqu'elles surviennent avant que le langage n'ait pu être totalement acquis, par opposition avec les surdités postlinguales. L'enfant apprend son langage maternel par un processus automatique, par imprégnation au sein de son entourage. Ce processus extraordinaire exige une chronologie très précise, une période critique pendant laquelle les circuits cérébraux du langage sont plastiques et s'organisent très efficacement rien que par l'exposition interactive au langage adulte, pour donner à l'enfant, en quelques années seulement, une maitrise parfaite. En l'absence d'audition ou si les sons de parole de l'entourage de l'enfant sont atténués ou déformés, les circuits du langage n'atteignent pas une maturation correcte. L'enfant risque d'atteindre l'âge critique où la plasticité cérébrale spécifique du langage disparait, sans avoir eu le temps que ses circuits du langage achèvent leurs connexions. On estime qu'à la fin de la troisième année, la plasticité pour le langage diminue nettement, et qu'à la fin de la sixième année elle est perdue. L'enfant est alors "sourd-muet" et le restera toute sa vie. En l'absence de maitrise d'une langue maternelle, toute acquisition scolaire se trouve quasi impossible. A noter que l'acquisition d'un deuxième langage une fois la langue maternelle en place n'est pas conditionnée à une période critique. Même s'il est toujours préférable de s'y prendre précocement, on peut apprendre une deuxième langue à 60 ans.

Rendre possible la mise en place d'un premier langage chez un enfant sourd est donc une priorité assez urgente. Mais pour ce faire, il faut avoir dépisté la surdité. Or pendant très longtemps, ce dépistage a reposé sur l'observation d'un développement du langage normal chez un enfant, une approche un peu trop circulaire. Ce développement est en effet assez variable d'un enfant à l'autre, ce qui fait que l'entourage d'un enfant peut ne commencer à s'alarmer que lorsque l'enfant ne prononce toujours aucun mot intelligible à 14, 16 ou 18 mois, une perte de temps considérable. Jusqu'à 9 mois environ, un bébé même sourd babille, une production vocale automatique qui peut ainsi donner l'illusion que l'enfant va parler. Mais parler, au contraire de babiller, exige une compréhension du langage. De fait, jusqu'aux années 1990, il n'était pas rare que le dépistage initial d'une surdité n'ait lieu qu'après 18 mois et il ne restait pas beaucoup de temps pour mettre en place le langage pendant la période favorable.

Le dépistage néonatal systématique change radicalement la donne, dès lors qu'il déclenche deux étapes, le diagnostic précis (en ORL, en service spécialisé), puis l'intervention par appareillage amplificateur avec l'amplification déterminée par l'audiologiste (il n'y a pas encore de thérapie en 2022… d'ailleurs il n'y a pas d'audiologiste non plus, en France. C'est l'ORL et l'audioprothésiste qui se partagent la fonction), avec prise en charge éducative. Pour l'appareillage et son accompagnement, qui peuvent survenir dès que l'enfant tient sa tête, vers 6 mois, la priorité est l'entrée dans le monde du langage. Deux possibilités apparaissent, soit une restauration de l'audition à un niveau raisonnable, soit le choix de la modalité visuelle, que la langue des signes utilise. Pour apprendre la langue des signes et ne pas subir le désavantage d'une modalité auditive perturbée ou absente, deux conditions doivent être réunies, un sens de la vision qui reste efficace (et il existe malheureusement des atteintes mixtes de l'audition et de la vision, les syndromes d'Usher, heureusement très rares), et une exposition à des personnes qui utilisent la langue des signes avec une très bonne maitrise, par exemple, des sourds adultes signeurs. C'est ce type d'exposition qui a permis le développement de la culture sourde à travers le monde, tout un monde avec ses traditions, sa vie sociale et sa créativité. Il est fascinant de noter que la langue des signes active exactement les mêmes zones cérébrales que la langue orale. Elle possède les mêmes nuances illimitées en termes de rimes (visuelles !), rythmes, jeux de mots, invention de nouveaux mots, et plus généralement les mêmes outils syntaxiques qu'une langue orale.

Le principal problème que rencontre la langue des signes pour s'épanouir est logistique. L'hérédité mendélienne, autosomique récessive de la grande majorité des surdités néonatales génétiques est telle que les bébés sourds ont en général des parents entendants, qui en général ignorent tout de la langue des signes. A l'inverse, une grande majorité des couples sourds signeurs ont des enfants entendants. La langue des signes s'est développée, à travers les siècles, surtout en internat où les plus jeunes sourds se trouvaient au contact permanent de plus grands, qui leur apprenaient tout naturellement la langue des signes rien qu'en la pratiquant. Du point de vue du choix de la langue et de la culture, le dépistage des surdités à la naissance ne résout rien, mais tout au plus rend-il le choix nécessaire plus précoce (donc plus efficace, mais aussi plus angoissant).

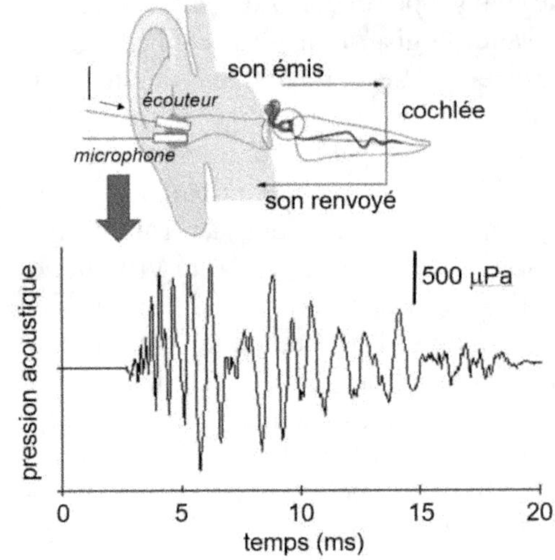

Figure 8: installation d'un système de mesure d'otoémissions et la réponse obtenue en quelques dizaines de secondes dans l'oreille d'un bébé à l'audition normale. En cas de surdité néonatale, le tracé est plat.

La réalisation d'un test d'otoémissions est très simple entre le premier jour après la naissance et l'âge de deux mois, car le bébé s'endort très facilement et reste endormi pendant la mesure de ses otoémissions. Il y a juste besoin de placer un écouteur miniature terminé par un embout souple dans l'oreille. L'appareil contrôle automatiquement tout le processus de mesure et affiche un résultat binaire, normal ou à recontrôler. Dans des pays comme la Hollande, beaucoup d'accouchements ont lieu à domicile et c'est alors une infirmière qui se rend à ce domicile avec l'appareil d'otoémissions. La maternité est cependant le lieu idéal où les tests peuvent être réalisés, de concert avec les autres tests nécessaires comme la recherche de maladies métaboliques (test de Guthrie pour la phénylcétonurie). Dans de nombreux pays, le bébé séjourne très peu à la maternité ce qui complique un peu la logistique. Le plus important cependant est l'après-dépistage, car un bébé qui n'a pas d'otoémission doit pouvoir être rapidement retesté. Neuf fois sur dix, il s'est agi la première fois d'un problème technique et le deuxième test est pleinement rassurant. Mais une fois sur dix, le deuxième test confirme l'absence d'otoémissions et le bébé doit alors bénéficier d'un rendez-vous rapide en ORL (avant 2 mois, car il est infiniment plus facile de tester un bébé qui dort, ce qui va prendre 30 secondes, qu'un bébé actif pour lequel on peut passer une heure). La logistique d'après dépistage doit s'assurer que le rendez-vous aura bien lieu. Regrouper la logistique des otoémissions et des autres tests obligatoires à la naissance s'est révélé un plus important pour le suivi administratif. Enfin il ne faut pas oublier que les surdités peuvent n'apparaitre que quelques mois après la naissance. La présence d'otoémissions à la naissance n'est donc pas une garantie de bonne audition à vie. Elle sera l'occasion de sensibiliser les parents à suivre l'audition et le développement du langage de leur enfant.

Le dépistage des surdités de l'enfant d'apparition plus tardive, entre 6 et 48 mois, soulève une problématique technique différente, d'une part parce que les enfants entre 6 et 24 mois ont du mal à conserver le calme nécessaire pour certains tests comme celui des otoémissions, mais aussi parce que la fréquence des otites dans cette tranche d'âge est élevée et que les otites faussent l'évaluation de l'audition en s'accompagnant de petites pertes de sensibilité dites "de transmission", qui perturbent transitoirement les mesures auditives.

Enfin, le dépistage des surdités neurosensorielles à l'âge adulte est également une question que les otoémissions peuvent contribuer à aborder, mais la diversité des causes des surdités est alors telle que le passage du dépistage (qui pourrait se baser uniquement sur des tests rapides subjectifs, mais pour lesquels peu d'adultes sont sensibilisés) au diagnostic nécessite une réflexion pas encore consensuelle.

Pour confier un geste périnatal aussi important que le dépistage auditif aux sons de combinaison, il fallait des garanties fortes, certainement pas celles données par Helmholtz qui voyait dans le troisième son un sous-produit de l'imperfection des mouvements de la membrane tympanique ! Si on peut juger qu'un nouveau-né est sourd ou entendant à partir de son troisième son, c'est que celui-ci présente des propriétés uniques, qui garantissent sa provenance exclusive de certaines cellules sensorielles de l'oreille interne. Il ne peut pas venir d'ailleurs, même pas de la membrane tympanique, encore moins de l'appareil de mesure si on veut fiabiliser le raisonnement reliant absence de troisième son, non-fonctionnalité de ces cellules et nécessité d'une consultation rapide en ORL. Au contraire, avec un troisième son présent, on rassure les parents sauf contexte très particulier de bébés ayant séjourné en soins intensifs. Leur risque de surdité implique alors d'autres structures dont on ne peut dépister les défauts qu'avec un autre outil. David Kemp savait détecter la signature d'un vrai troisième son et après plusieurs années, la communauté a été convaincue de la fiabilité de ses outils. Mais comprendre pleinement cette signature a demandé de descendre au niveau des échafaudages moléculaires qui constituent le cœur d'une cellule sensorielle auditive. Quelle est cette signature ? Relisons Tartini.

Chapitre 3 - Tartini (1692 – 1770), biographies parallèles

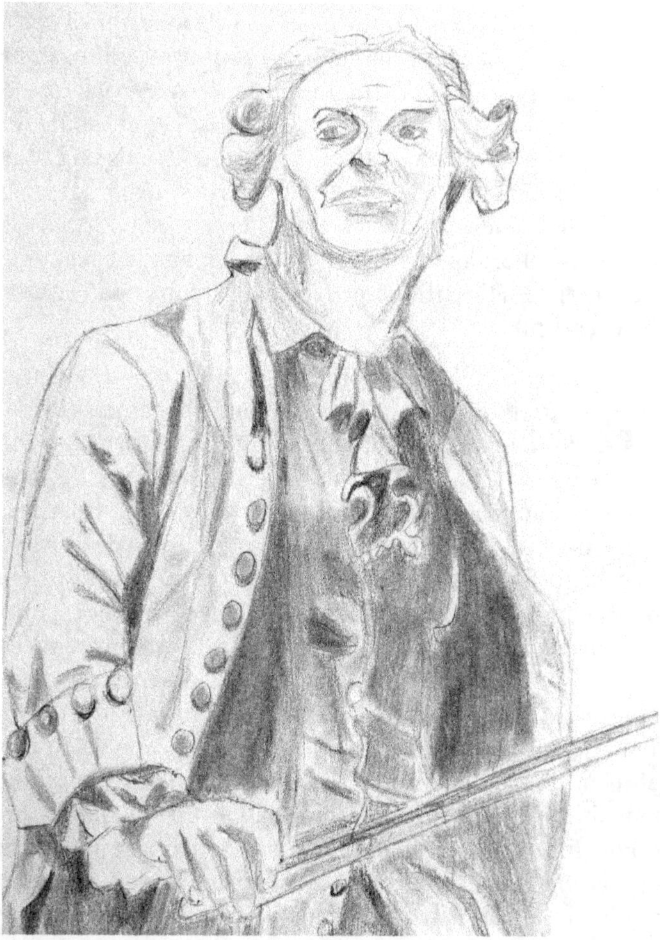

Figure 9: Tartini à l'âge mûr, dessin par l'auteur d'après la statue érigée sur la place centrale de sa ville natale, Piran.

Ce qui frappe dans le souvenir laissé par Giuseppe Tartini est sa discrétion, tout d'abord celle de son actuelle discographie, et ensuite, la relative obscurité dans laquelle évolue depuis longtemps le compositeur, interprète, pédagogue et théoricien de la musique, alors que cette combinaison qu'il incarne est tout à fait remarquable. Sont principalement connus d'un public d'amateurs quelques morceaux de bravoure comme la sonate pour violon en sol mineur, dite des trilles du diable. Certes, la ville où il a passé l'essentiel de sa vie, Padoue, lui a rendu et continue à lui rendre des hommages vibrants avec une statue en pied dans le Prato della Valle, un buste dans la basilique Saint Antoine et des festivals réguliers. Dans sa ville natale Piran, autrefois sous influence vénitienne, mais désormais en Slovénie, il est célébré par plusieurs statues tandis qu'un groupe de musiciens slovènes a choisi pour nom "*terzo suono*". A l'extérieur, son héritage musical reste peu connu. Cependant, aux yeux du monde scientifique et musical, il survit par la formule "sons de Tartini".

Et encore, cette dénomination a soulevé presque immédiatement une polémique en paternité, documentée dans les articles de l'Encyclopédie de Diderot et d'Alembert, à partir de témoignages au ton nettement indigné comme ceux de Romieu (Romieu est mort en 1766 à l'âge de 43 ans, donc relativement peu après la publication de l'ouvrage le plus connu de Tartini, son Trattato de 1754 décrivant par écrit les propriétés du troisième son dont il explique la découverte). Pire, un désaveu déshonorant si les choses n'étaient pas désormais totalement remises en perspective : le grand Hermann von Helmholtz critique la validité des observations et relègue Tartini au rang d'aimable amateur, auteur d'ouvrages confus qu'Helmholtz reconnait toutefois ne pas avoir lus… contenant des erreurs d'observation, pardonnables selon Helmholtz, mais des erreurs quand même. Si Leopold Mozart plagie abondamment les manuscrits de Tartini dans sa *Violinschule* de 1756, il ne le cite pas directement, et s'il fait référence au fameux troisième son, il n'en ressort pour la postérité qu'une idée qui soutient totalement la version de Tartini, si on y réfléchit bien. Pour que Leopold Mozart en fasse un pilier de son enseignement, la notion de troisième son était donc utilisée en pédagogie du violon depuis bien longtemps avant 1756, date de parution du *Violinschule*, mais aussi bien avant 1754 et le livre de Tartini, bien avant 1751 voire 1745 lorsque Romieu, et avant lui Sorge, décrivaient un son grave entendu simultanément avec deux sons aigus harmoniques joués en même temps, un son grave qui leur semblait correspondre au fondamental des harmoniques jouées. Comme détaillé plus loin, nous pensons de toute façon que Mozart, Romieu et Sorge font référence à un phénomène très différent de celui du troisième son tel que défini de nos jours. En fait, sans déflorer la suite, l'argument de ce livre est que seul Tartini, parmi ceux qui se sont penchés sur la question entre 1720 et 1978 (hormis pour certaines propriétés clés, Julius Goldstein en 1967), par sa seule puissance d'observation et de raisonnement, avait décrit correctement **toutes** les propriétés du vrai "*terzo suono*" redécouvert par David Kemp en 1977. Helmholtz en avait théorisé certaines qui s'appliquent à la plupart des distorsions, mais absolument pas à celle du "*terzo suono*". Les erreurs de Tartini sont en fait des erreurs d'Helmholtz, résultant d'une conception erronée… rare dans l'œuvre d'Helmholtz !

On devine que Tartini a ressenti une grande détresse de voir ses observations du troisième son contestées. En effet, il se défend sur un ton véhément dans son ouvrage de 1767. Dès son séjour à Ancone en 1714, alors qu'il était âgé de 22 ans, il a observé au violon et démontré le phénomène à de nombreux témoins, encore vivants au moment de la polémique Romieu. Sans réserve, il a partagé son observation avec d'autres professeurs de violon. Il en a fait un outil pédagogique dès l'ouverture de son école en 1728 à Padoue, et ses élèves ont largement diffusé la connaissance du "*terzo suono*". Autrement dit, il ne revendique aucune propriété intellectuelle, a toujours partagé sa connaissance largement.

En effet, sa classe de violon de Padoue (Gatti 1995), appelée "*Scuola dei Nazioni*" tandis que Tartini était surnommé le Maître des Nations, était réputée pour sa qualité, avec un petit nombre d'élèves venus de toute l'Europe, triés sur le volet. L'un d'entre eux, Salvini, a même reçu un très beau présent du maitre, son Stradivarius construit en 1715, connu plus tard sous le nom de Stradivarius "*Lipinski*" (de par le fait que le virtuose Karol Lipinski l'avait reçu en cadeau de Salvini en souvenir de Tartini). D'ailleurs, comment Leopold Mozart aurait-il pu copier les manuscrits de Tartini s'ils n'avaient pas été largement diffusés ? Reprendre des notions diffusées n'est pas répréhensible, citer ses sources n'aurait pas été choquant, mais Leopold Mozart était connu pour être peu scrupuleux de ce point de vue (Gatti 1995). D'autre part, Tartini est resté connu pour son habitude, délibérée explique-t-il au passage à l'occasion de la polémique du troisième son, de ne pas protéger ses œuvres, mais au contraire, de les laisser sous forme manuscrite et largement accessible : un pionnier également de ce point de vue puisqu'en 2022, la notion de science ouverte émerge au premier plan.

Comment cerner la personnalité de Tartini à partir de cet éclairage ? Aux dix-neuvième et vingtième siècles, sa notoriété de compositeur a pu souffrir de ce qu'il a vécu dans une période musicale de transition. Né en 1692 à Piran dans la péninsule d'Istrie, à l'époque partie intégrante de la République de Venise et ville d'origine de sa mère, Tartini venait après Vivaldi (1678 – 1741), un célébrissime Vénitien. Né en 1653, Corelli était déjà célèbre. Né en 1743, Boccherini est pour sa part déjà classé dans un autre cycle musical. Le plus grand des Mozart, Wolfgang Amadeus, est né en 1756. Joseph Haydn en 1732, Ludwig van Beethoven en 1770. Dans le clan des prédécesseurs de la musique classique, Jean-Sébastien Bach (1685 – 1750), dernier grand musicien baroque, est contemporain de Tartini et Sorge. En ce qui concerne l'environnement technologique, Antonio Stradivari a vécu et exercé à Crémone de 1644 à 1737.

Auteur de 130 concertos et 200 sonates pour violon et lorsque nécessaire, orchestre de cordes, Tartini était apparemment initialement destiné par ses parents à une carrière ecclésiastique. Devant son refus, ses parents l'envoient en 1709, à 17 ans, faire son droit à Padoue, une université de haute réputation mondiale, d'autant que son appartenance à la République de Venise lui confère une notable autonomie. C'est à Padoue que Galilée (qui, tout comme Tartini, est honoré par une statue au Prato della Valle) a enseigné de 1592 à 1610. L'université de Padoue est une des plus anciennes universités du monde, fondée en 1222 pour accueillir des transfuges de Bologne dont l'université, pas la première du monde, mais la première à se dénommer université, remonte à 1088, mais était sous la tutelle étroite et parfois oppressive du Pape. A l'Université de Padoue, Tartini étudie le droit (en fait il n'y a guère que deux disciplines universitaires dans les universités anciennes, droit et théologie – Romieu aussi en tant qu'étudiant à Montpellier étudiait le droit, mais une fois diplômé, s'est fait connaitre comme physicien et organiste). Certains biographes remarquent que Tartini brille surtout en escrime… il fait du violon, mais sans éclat remarqué, et il pense à sa vie privée puisqu'en 1710, âgé de 18 ans seulement, il épouse sans autorisation une protégée du Cardinal Cornaro de Padoue, Elisabetta Premazzore, issue d'une famille pauvre et de deux ans son ainée. Clairement, Tartini ne s'embarrasse pas des conventions, religieuses ou sociales, et son œuvre musicologique le démontrera encore plus. L'affaire n'est pas claire puisque le mariage avait été célébré en toute régularité, mais la colère du Cardinal et l'intervention de la police et de la justice auraient poussé Tartini à fuir la ville et à se réfugier incognito au monastère franciscain d'Assise. Là, au contact d'un professeur originaire de Bohème, une région de Tchéquie, le Père Boemo, le nom de moine de Bohuslav Cernohorsky qui séjournait alors à Assise, il travaille assidument la musique et le violon. Devenu musicien d'orchestre chevronné, reconnu deux ans plus tard par des pèlerins, puis pardonné par le cardinal qui avait sans doute besoin de lui comme musicien, Tartini finit par revenir à Padoue en 1715 ou 1716 après un passage par Venise puis Ancône en 1714. C'est là où il remarque, étudie et commence à enseigner le phénomène du "*terzo suono*" pour la première fois, comme il le relate dans son livre de 1767.

A Venise, Tartini écoute Francesco Veracini (1690-1768) et s'intéresse de près au style de jeu de ce musicien, qui l'impressionne beaucoup[5]. En tout cas, Tartini a développé une véritable passion pour la technique du jeu de violon, et il approfondit la technique du maniement de l'archet pour obtenir de l'instrument les sonorités qui l'intéressent. Les travaux de Tartini connaissent des applications pratiques : un archet allongé

---

[5] Selon une autre version de la biographie de Tartini, son séjour à Assise a été motivé non pas par la nécessité de fuir la colère du cardinal après un mariage parfaitement légal, mais par le besoin ressenti par Tartini de travailler intensivement le violon pour tenter d'approcher le niveau technique de Veracini. Cette version est corroborée par Lalande qui l'avait rencontré à la fin de sa vie (voir page suivante) (Lalande tome IX, page 54 de l'édition de 1786).

et des violons dont le diamètre et la tension des cordes sont modifiés. Ceux qui ont étudié les violons fabriqués par Antonio Stradivari ont pu connaitre certains paramètres comme la tension totale des cordes, d'où découlent les tensions individuelles, les diamètres de chaque corde et certains paramètres mécaniques des éléments constituant le violon, grâce aux mesures de référence effectuées et publiées par Tartini.

Sur le plan musical, en tant que compositeur et interprète, Tartini est devenu chef de l'orchestre de la basilique Saint-Antoine de Padoue en 1721, à 29 ans alors qu'il semble n'avoir commencé à étudier sérieusement le violon qu'après 1710 : extraordinaire talent ! A part quelques voyages dont un à Prague (1723 – 1726 au plus), et un à Rome à la demande du pape Clément XII (1740), Tartini a peu bougé de Padoue, en apparence tout au moins, car son contrat prévoyait qu'il soit dispensé d'intervenir à la basilique Saint-Antoine lorsqu'il ne résidait pas à Padoue… et il résidait souvent à Venise à quelques kilomètres. En tout cas son école de violon, "*Scuola di Nazioni*," ouverte en 1728 pour accueillir par petits groupes des violonistes de l'Europe entière, a fait beaucoup pour la réputation musicale de Padoue.

Il laisse deux traités de musique, le plus célèbre intitulé "*Trattato di musica secondo la vera scienza dell armonia*", paru en 1754, l'autre, "*De' principj dell'armonia musicale contenuta nel diatonico genere*", publié en 1767 également à Padoue.

En dehors du "*terzo suono*", Tartini est resté célèbre pour le public mélomane par une anecdote qui cependant soulève quelques doutes, il s'agit de l'histoire de l'origine de sa sonate dite des trilles du diable, restée au répertoire de violonistes virtuoses en raison de la technicité et de la sensibilité qu'elle met toutes deux en valeur, associées à une clarté sonore caractéristique du compositeur. L'histoire rapportée par l'astronome français Joseph Jérôme Lefrançois de Lalande, dans son "*Voyage d'un Français en Italie*" publié à Paris en 1769 (Lalande 1769), était restée privée jusqu'à ce que Tartini la lui raconte. Selon cette histoire, vers 1713, Tartini a fait en rêve un pacte avec le diable qui s'était manifesté au pied de son lit. Le diable a alors interprété devant lui sur le violon que le musicien lui prêtait une sonate d'une beauté extraordinaire. Au réveil, Tartini fut incapable de recréer parfaitement ce qu'il avait entendu et la sonate en sol mineur, en trois mouvements, est le plus proche de ce qu'il a pu reconstituer. C'est dans le troisième mouvement que les trilles sont joués. La partition n'a été publiée qu'après la mort de Tartini, et les musicologues doutent qu'elle ait pu remonter à 1713, car son style évoque plutôt une période beaucoup plus mature du compositeur. Si on en croit les historiens, trois ans auparavant seulement, Tartini faisait de l'escrime et courait les filles… On peut comprendre que le chef d'orchestre de la basilique Saint Antoine de Padoue rechigne à divulguer une anecdote aussi sulfureuse, et qu'il ait attendu la fin de sa vie pour en parler discrètement à un visiteur éminent. Mais un autre élément de doute vient de ce que l'interlocuteur de Tartini, Lalande, était un athée militant, qui écrivait notamment : "*On ne sait rien. On croit aux miracles, aux sorciers, aux revenants ; on a peur du tonnerre, des araignées, des souris et à plus forte raison on croit en Dieu.*" Lalande aurait très bien pu citer cette anecdote du diable à titre de plaisanterie anticléricale. Si c'est le cas, de nombreux historiens de la musique ont mordu à l'hameçon.

Dans son livre de 1754, Tartini décrit ainsi ses observations du troisième son, page 13-14 (Le fac-similé du livre original de Tartini est disponible en accès libre sur Internet sous forme de copie numérique dans books.google.com). Tous les mots comptent, car certaines propriétés du troisième son y sont décrites précisément, et elles possèdent un sens physique très particulier. Nous citerons donc les parties importantes in extenso, avec dans leur traduction en français qui suit en italique un surlignage en gras des passages déterminants pour comprendre, à la lumière des connaissances en physiologie de l'audition du vingt-et-unième siècle, ce que Tartini a vraiment découvert.

> "Si e poi scoperto un nuovo fenomeno armonico, che prova mirabilmente lo stesso, e molto di piu. Dati due suoni di qualunque strumento musicale, che possa protrarre, e rinforzare il suono per quanto tempo si voglia (trombe, corni di cacci, strumenti d'arco, oboe, etc.) si ha une terzo suono

prodotto dall'urto de' due volumi di aria mossi dalli due dati suoni. Nulla importa al presente bisogno la spiegazione fisica del modo, con cui si produce questo terzo suono, basta il fatto, e questo si ha debito di spiegare. Da un suonator di violino si suonino equitemporaneamente con arcata forte, e sostenuta i seguenti intervalli perfettamente intuonati, si sentira un terzo suono affatto distinguibile, e sara il sottoposto segnato in notechiuse musicali."

Un nouveau phénomène harmonique a été découvert, qui le prouve admirablement, et bien plus encore. Étant donné deux sons de ***n'importe quel*** *instrument de musique, capable de maintenir une note et la jouer plus ou moins fort autant qu'on le souhaite (trompettes, cors, instruments à archet, hautbois, etc.), un* ***troisième son*** *est produit par l'impact des deux volumes d'air déplacés par les deux sons. Pour ce dont on a besoin actuellement, l'explication physique de la façon dont ce troisième son est produit n'a pas d'importance, le fait suffit, il doit avoir une explication. Si un violoniste joue en même temps deux notes d'un archet vigoureux, avec des intervalles parfaitement définis et soutenus, vous entendrez un troisième son qui se distingue assez bien, tel qu'indiqué dans la portée musicale suivante.*

(Voir figure 5)

"Lo stesso succedera, se saranno suonati gli esposti intervalli da due suonatori di violino distanti tra lore cinque, o sei passi, suonando ciascuno la sua nota nello stesso tempo, e sempre con arcata forte, e sostenuta. L'uditore posto nel mezzo rispettivo de due suonatori sentira molto piu questo terzo suono, che vicino a ciascuno de due suonatori ; segno fisico evidente della cagione del terzo suono, ch'e l'urto de due rispettivi volumi d'aria mossi dalle vibrazioni delle due corde suonate. Si avra lo stesso effetto da due suonatori di oboe piu forte del suono del violino, si sentira meglio il risultato terzo suono, e nel mezzo rsipettivo de due suonatori si sentira egregiamente, sebbene si sente abbastanza in qualunque sito. Dedotti tutti i terzi suoni, che fisicamente risultano da qualunque intervallo semplice integrante la serie armonica, sino a quel segno, che serve alla pratica musicale, sono i seguenti".

La même chose se produira si les intervalles exposés sont joués par **deux** *violonistes distants d'entre cinq ou six pas, chacun jouant sa note en même temps, et toujours avec un jeu d'archet fort et soutenu.* ***L'auditeur placé à mi-chemin des deux musiciens entendra ce troisième son beaucoup mieux que près de l'un d'eux****; signe physique évident de la cause du troisième son, qui est l'impact de deux volumes d'air respectifs déplacés par les vibrations des deux cordes jouées. Vous aurez le même effet avec deux joueurs de hautbois, joués plus fort que des violons, vous entendrez mieux le troisième son, et* ***à mi-chemin des deux joueurs, vous l'entendrez très bien, bien que vous puissiez l'entendre suffisamment dans n'importe quel site****.*

Suivent des remarques sur les différents intervalles consonants (octave, quinte, quarte, etc.) et la position du troisième son. Et enfin :

> Ella mi ricercara giustamente di due cose. La prima, se da qualunque da dato intervallo si produca terzo suono. Rispondo, ch'eccettuato l'unisono, e la ottava, si produce da qualunque in genere generalissimo ; perchè il terzo uono si ha non solo dagl'intervalli composti da quantita razionale, ma si ha ancora dagl'intervalli composti da quantita irrazionale. Mi spiego. Sia un dito del suonatore in D la sol rè, e sia sempre costante, sia l'altro in G sol re ut, e si muova verso F fa ut senz'alzarlo mai dalla corda, continuando sempre l'arcata. Tal progresso sara un continuo, dentro cui certamente s'incontraranno quantita irrazionali. In qualunque punto fisico di tal continuo si voglia fermar il dito dal suonatore, si avra sempre il terzo suono o cognito, o incognito : voglio dire o distinguibile, o indistinguibile nella sua intonazione.

Vous vous posez à juste titre deux questions. La première, si un troisième son est produit à partir d'un intervalle précis. Je réponds, à l'exception de l'unisson, et l'octave, il est produit par n'importe quelle combinaison en règle générale parce que ***le troisième son se produit non seulement à partir d'intervalles composés de quantités rationnelles, mais aussi à partir***

d'intervalles composés de quantités irrationnelles*. Je m'explique. Un doigt du violoniste se place en D la-sol-ré, sans bouger, et l'autre doigt en G-sol-ré-ut, pour se diriger vers F-fa-ut sans jamais quitter la corde, sans jamais cesser d'actionner l'archet. Pendant cette progression continue, des rapports irrationnels entre fréquences des sons joués se rencontreront certainement. A* ***n'importe quel point physique de ce continuum*** *où s'arrête le doigt du joueur, vous aurez toujours le troisième son, ou bien discernable, ou bien indiscernable dans son intonation.*

L'expérimentateur Tartini a donc été très méthodique, en termes de fréquences impliquées et de leurs rapports, de niveaux respectifs des deux sons, de l'indépendance totale entre instruments qui jouent chacun un des deux sons primaires. Il en ressort que si le troisième son est consonant avec les deux sons primaires lorsqu'on choisit ces derniers de manière naturelle pour un musicien, il existe aussi pour d'autres choix de rapports de fréquences primaires, en fait arbitraires. Le phénomène de troisième son n'est pas un phénomène harmonique. Le troisième son existe même si les deux sources de sons primaires ne sont pas couplées mécaniquement, ce qui exclut que le troisième son résulte d'une distorsion mécanique ou acoustique à l'intérieur d'un instrument de musique. Le troisième son s'entend mieux lorsque les deux instruments qui produisent les primaires jouent plus fort, mais ce n'est pas indispensable. Il est plus important que les deux sons primaires soient de niveaux proches. Enfin, Tartini place le troisième son sur une portée musicale, il en identifie donc la hauteur.

Georg Andreas Sorge est un autre protagoniste de la découverte des sons de combinaison. Compositeur allemand et organiste, il est surtout connu actuellement pour les livres qu'il a publiés sur des aspects théoriques de la musique. Né le 21 mars 1703 à Mellenbach, en Thuringe, il a effectué des études approfondies de musique (chant et instruments à clavier, mais aussi composition musicale) et reçu une solide formation générale incluant latin, mathématiques, poésie et théologie (pas de droit… pour lui). De retour dans sa région natale, il obtient à l'âge de 19 ans le poste de sa vie. En effet, il est engagé à Lobenstein, tout près de son lieu de naissance, comme organiste de la cour et de la ville en 1721-22 par le comte Heinrich XV de Reuss-Lobenstein. Cette petite ville de Thuringe est située sur la carte, sur l'axe nord-sud qui relie Leipzig à Bayreuth… deux pôles musicaux "un peu" plus connus. De 1721 jusqu'à sa mort en 1778, il restera fidèle à Lobenstein et sa cour. Pour comparaison, Jean-Sébastien Bach est né en 1685, mort en 1750, cantor de Leipzig de 1723 à sa mort. Sorge et Bach se sont certainement connus (mais peut-être pas en "présentiel"…), car ils ont tous deux été élus membres de la *Correspondierende Societät der musicalischen Wissenschaften* fondée par Lorenz Christoph Mizler à Leipzig, destinée à regrouper des membres correspondants dans le domaine des sciences pour leur permettre de publier régulièrement des communications. Bach en était devenu le quatorzième membre en 1747, et Sorge a été élu un mois plus tard, quinzième membre.

Malgré son activité soutenue de compositeur, peu de ses partitions sont accessibles de nos jours. Quelques-uns de ses trios, sonates et préludes pour orgue sont néanmoins en ligne sur la plateforme Youtube. C'est pour deux activités que Sorge est passé à la postérité, celle de facteur d'orgues, avec ses livres, "*Die geheim gehaltene kunst der mensuration der orgelpfeiffen*" publié en 1760 et "*Der in der Rechen und messkunst wohlerfahrne orgelthaumeister*" en 1773, et surtout celle de théoricien de la musique. Ses grands thèmes d'intérêt étaient les intervalles, les accords et les tempéraments (voir chapitre précédent), avec "*Genealogia allegorica intervallorum octavae diatono-chromaticae*" en 1741, évidemment ses trois volumes de "*Vorgemach der musicalischen composition*" (1745-47) dans lesquels il décrit sa découverte de la création d'un troisième ton par la production simultanée de deux autres sons, puis "*Gespräch zwischen einem Musico theoretico und einem Studioso Musices von der Prätorianischen*" en 1748 et "*Zuverlassige anweisung clavier und orgel tu tempiren und tu stimmen*" en 1758. Enfin, son ouvrage "*Anleitung zur Fantasie*" de 1767 traitait de l'improvisation, une technique essentielle aux organistes. Donc, un auteur prolixe et malheureusement pour lui, peu connu en dehors de ses frontières. Il faut pratiquement attendre Helmholtz pour qu'il soit cité comme le premier à avoir publié sur les sons de combinaison. Le premier par écrit imprimé, en effet, mais pas le premier d'après les témoins de Tartini.

Romieu, un concurrent de Tartini pour la primeur de la découverte des sons de combinaison : sa biographie et son œuvre scientifique

Tout comme Tartini, Jean-Baptiste Romieu a un parcours atypique, mais comme physicien et acousticien, car la musique n'est pas son métier. On retrouve les plus grands détails de la vie publique de Romieu dans un ouvrage publié par l'Académie des Sciences et Lettres de Montpellier, dans les mémoires de sa section des sciences édités entre 1876 et 1879 par les imprimeurs de l'Académie. Ces mémoires lui consacrent une notice écrite par un certain Edouard Roche, qui récapitule ses travaux scientifiques. Membre de la Société Royale des Sciences de Montpellier au milieu du dix-huitième siècle, Romieu y a publié sous forme de rapports l'essentiel de ses activités scientifiques. Né à Montpellier le 14 septembre 1723, Romieu fait des études de droit et devient avocat par tradition familiale, mais pas par goût, car il consacre l'essentiel du temps de sa courte vie publique (il meurt en effet à l'âge de 43 ans, en 1766) aux sciences expérimentales, faisant preuve d'un bel éclectisme. Sa hardiesse qui le conduit à des études approfondies de sujets difficiles et controversés est bien digne du Siècle des Lumières dont il incarne la triple démarche, expériences rigoureuses, exploration systématique des facteurs impliqués, tentatives de formuler une théorie innovante. Romieu est cité de manière élogieuse et à juste titre dans l'Encyclopédie de Diderot et d'Alembert.

Il apparait qu'en 1746, à seulement 23 ans, il était déjà scientifiquement très crédible, menant des expériences sur la cristallisation du camphre et ses interactions avec divers liquides sous l'effet de la tension superficielle. Bien que non essentielle, cette thématique de recherche le fait figurer en compagnie de physiciens importants, Volta et Venturi notamment. Romieu s'intéresse à d'autres sujets, aussi divers que la physique des organes des sens, audition et vision, avec l'accommodation par le cristallin, les engrais, les poids et mesures et les observations météorologiques, pour lesquelles il installe un observatoire sur la tour de sa maison. En plus de la température et de la pression, Romieu y mesure systématiquement la pluviométrie au moyen d'un dispositif de sa conception, entre 1765 et sa mort l'année suivante. Enfin, intéressé par les éclipses totales de Soleil, il effectue des calculs de prédictions des éclipses totales pour tout le dix-huitième siècle, très déçu de constater l'absence d'éclipse totale observable en France après celle de 1706, qu'il regrettait d'avoir manquée, faute d'être né à temps !

Le chef-d'œuvre de sa vie n'en reste pas moins son travail en acoustique. Il ne semble rien rester de son travail en physique de l'audition, et celui sur les sons de combinaison est considéré à part, classé en acoustique. Sa description détaillée du phénomène de sons de combinaison le conduit à entrer en compétition avec Tartini et à revendiquer la paternité de l'observation princeps. C'est le 16 décembre 1751 que Romieu lit en public son mémoire intitulé "*nouvelle découverte des sons harmoniques graves dont la résonance est très sensible dans les accords des instruments à vent*", devant la Société Royale des Sciences de Montpellier. Romieu indique qu'il a découvert le phénomène de son de combinaison environ 8 ou 9 ans auparavant, vers 1743 donc, alors qu'il accordait un petit tuyau d'orgue en le faisant résonner avec un autre. Il s'exerçait en effet à jouer de l'orgue à la Cathédrale St Pierre de Montpellier. Il décrit sa découverte en expliquant que si on connait bien la propriété qu'ont les instruments de musique de produire des harmoniques élevées (c'est-à-dire, lorsqu'on joue une note de référence à la fréquence f, des composantes aux fréquences 2f, 3f, ..., nf avec n entier, sont engendrées), lui rapporte le phénomène inverse, c'est-à-dire l'apparition d'harmoniques graves à partir d'un mélange de deux sons de fréquences de référence f1 et f2 aiguës.

Il écrit en effet : "*cependant cette propriété des cordes sonores et des instruments à vent, qui consiste à faire entendre des sons harmoniques, n'a paru jusqu'ici s'étendre qu'aux harmoniques aigus ou en dessus... Il était intéressant pour la théorie de l'harmonie qu'on vît paraitre dans la nature et sans le secours de l'art, les harmoniques graves... les expériences que je vais rapporter constatent leur existence dans les accords*".

Romieu a ensuite effectué des études systématiques des conditions d'apparition d'un son de combinaison audible et il s'est attaché à en déterminer la fréquence. Il ressort de son mémoire qu'il a toujours cherché à combiner deux sons constituant un rapport harmonieux, et il parvient à établir la règle simple que la hauteur du son de combinaison est "*l'harmonique commun et renversé des deux sons qui le produisaient; en sorte qu'il avait pour nombre de ses vibrations le plus grand commun diviseur des termes de leur rapport.*" Par exemple, deux sons de f1 = 960 Hz (do) et f2 = 1440 Hz (sol, la quinte juste du do) engendrent un son de combinaison f2-f1 = 480 Hz (l'octave grave du do de f1).

Romieu fait deux observations remarquables, qui de nos jours, orientent vers une possible interprétation de ce qu'il a détecté. La première est que l'intensité particulière des instruments est un paramètre important pour l'audibilité du son de combinaison qu'il étudie. Il privilégie pour ses travaux "*les instruments à vents dans leurs sons aigus*", car ils sont "*audibles de fort loin*", par opposition au clavecin, par exemple, qu'il juge trop peu intense (même si d'autres instruments et même des voix humaines peuvent convenir, il faut des sons intenses). La deuxième remarque est que les sons harmoniques graves qu'il détecte, dans les conditions qu'il a choisies pour les détecter, peuvent avoir "*tant de force qu'ils couvrent presque entièrement les deux sons de l'accord*". Ceci est vrai particulièrement lorsqu'il augmente les deux fréquences des sons de l'accord en les jouant à l'octave au-dessus. Evidemment, Romieu remarque que cette intervention des sons de combinaison modifie le timbre des instruments, pouvant même permettre à des sons peu audibles comme ceux des jeux d'orgue appelés "bourdons" d'être renforcés.

Sollicité par d'Alembert pour donner sa version de la découverte du troisième son, Romieu répond dans une lettre et donne des détails destinés à prouver non seulement son antériorité, mais aussi le fait d'avoir, lui, mené le premier une démarche scientifique systématique qui lui a permis d'identifier un certain nombre de caractéristiques du phénomène. Romieu indique notamment qu'il a évalué la hauteur du troisième son, "*l'harmonique grave à la triple octave du son le moins aigu*" –le primaire f1, dans notre notation. "*Selon M. Tartini, ce n'est qu'à la double octave*". D'Alembert juge la discordance non essentielle. Plus tard, Helmholtz la relèvera et l'attribuera à une erreur de Tartini. Or, la discordance est essentielle, nous le verrons plus loin, car elle désigne l'identité du phénomène étudié d'une part par Romieu puis un siècle plus tard Helmholtz, et d'autre part Tartini. Ce dernier, musicien et violoniste de métier, ne se trompait pas dans l'attribution des hauteurs !

Tartini, écrit aussi d'Alembert suite à ce qu'il a appris dans la lettre que lui a adressée Romieu, "*prétend aussi que la distance où l'on doit être des instrumens* – sic- *n'est point limitée, comme M. Tartini le prétend, surtout si on fait l'expérience avec des tuyaux d'orgue*".

La contestation de la dénomination "son de Tartini" pour le troisième son est déclenchée par les articles de l'Encyclopédie, notamment la rubrique "fondamental". Elle attribuait initialement à Tartini tout le mérite de la découverte et de la description des sons résultants de la combinaison de deux sons de fréquences différentes. Il s'ensuit comme nous venons de le voir un échange de lettres avec Romieu qui souligne son antériorité. Sorge n'y est pas mentionné, mais un autre auteur cette fois genevois, Jean Adam Serre (1704 – 1788), est impliqué dans la polémique (Boccadoro 1993). Physicien et auteur d'ouvrages de vulgarisation, Serre a évoqué la notion de son de combinaison autour des mêmes dates que les autres, selon lui avant la fin de 1752… Romieu a été publié en 1751, mais il le dit ailleurs, sa découverte remonte à 1743… et de toute façon Sorge a aussi publié auparavant, en 1745.

Tartini est informé de cette polémique, et il est intéressant de voir dans quels termes il explique qu'elle n'a pas de raison d'être. Comme nous l'avons déjà signalé, il y consacre une page entière de son livre de 1767, "*principj dell armonia musicale*", la page

36 où il exprime les arguments suivants, à la philosophie très moderne:

> Non cosi l'autore puo risparmiar il di piu ch'e costretto a publicare sulla scoperta di questo fenomeno. Nell anno 1714, giovane di anni 22, incirca scopre fortunatamente sul violino questo fenomeno in Ancona, dove non pochi ricordevoli testimoni sopravvivono ancora…

Ce n'est pas ainsi que l'auteur peut épargner le plus qu'il soit obligé de publier sur la découverte de ce phénomène. En 1714, jeune homme de 22 ans, il a la chance de découvrir au violon ce phénomène à Ancône, et de nombreux témoins de ce fait survivent encore...

> Pubblica nel 1754, il suo trattato di musica, in cui enuncia questo fenomeno nel capitolo primo, lo costituisce fisico principal fondamento del suo sistema, e per modestia non si vanta autore della scoperta. Che ne segue? Esteri accreditati autori volendo dar l'onore della scoperta alla propria nazione, la pretendono seguita tra loro, perche su pubblicamente enunciata con la stampa nell'anno antecedente 1753, e proseguono a pubblicamente confermare in piu modi la loro pretentione. Almeno avessero avuto la cautela di enunciare la scoperta come possibile a farsi da molti senza saputa, e commercio dell'uno con l'altro, in tempi diversi, ed anche nello stesso tempo, ma in luoghi diversi, etc. No: si vuole attribuire senza riserva alla propria Nazione.
>
> Convien dire, che qualche loro dominante passione non gli abbia permesso di considerare la inevitabile conseguenza di essere smentiti da più migliaja di testimoni di fatto, tra i quali ve n'è buon numero della stessa loro Nazione, e di costringer l'autore a por da parte la modestia per rivelar pubblicamente il fatto.

Il publie en 1754 son traité de musique, dans lequel ce phénomène indiqué dans le premier chapitre constitue une base principale physique de son système, et par modestie il ne se vante pas d'être l'auteur de la découverte. Qu'est-ce qui arrive ensuite ? Des étrangers reconnus, qui veulent donner l'honneur de la découverte à leur propre pays, prétendent avoir l'antériorité, sur la base d'une publication dans la presse l'année précédente 1753, et ils continuent de clamer publiquement leur prétention. Si au moins ils avaient eu la prudence de reconnaitre que la découverte pouvait avoir été faite indépendamment par plusieurs personnes sans qu'elles le sachent, ou grâce à des interactions, soit à des moments différents, soit simultanément, mais dans des endroits différents, etc. Non : il s'agit d'attribuer sans réserve le mérite à sa Nation. Il est vrai que certaines de leurs passions dominantes ne leur ont pas permis de considérer la conséquence inévitable d'être démentis par des milliers de témoins du fait, parmi lesquels beaucoup dans leur propre pays, et de forcer l'auteur à mettre de côté sa modestie pour révéler publiquement ce fait.

En plus de la diffusion orale de la description du phénomène à partir des élèves et collègues de Tartini, il existe une trace écrite antérieure au livre de 1754, dans une correspondance datée, citée par Boccadoro. Il s'agit d'une lettre au Père Martini en date du 5 novembre 1751 éditée par A. Schnoebelen, Padre Martini's Collection of Letters, New York, 1979. La citation est : "*Si degni riflettere che io non mi faccio Autore, scuopritore se non del solo terzo suono*". Il vaut la peine de réfléchir que je ne suis pas un Auteur, un découvreur sinon seulement du troisième son.

Même si le ton de la défense de Tartini en 1767 est véhément, le fond du raisonnement se tient et soulève la question du sens de la notion d'antériorité, à une époque où les documents circulaient hélas trop peu. D'ailleurs n'est-il pas sous-entendu dans le livre d'Helmholtz, écrit un siècle plus tard et dont nous aborderons le contenu un peu plus loin, qu'il n'avait pas lu le livre de Tartini, mais seulement entendu dire que sa formulation n'était pas très claire ?

A la lumière de la compréhension actuelle du troisième son dans le contexte de la physiologie de l'audition, nous allons voir par la suite que la question essentielle s'est déplacée. Ce qui compte réellement n'est pas qui a été le premier à rapporter l'existence du troisième son dans un média ou un autre, mais qui l'a correctement décrit en allant mesurer les propriétés acoustiques qui le singularisent véritablement. Quand on mesure le troisième son en dépistage auditif, pour être certain que ce qu'on mesure n'est pas un artefact, mais signifie bien que l'audition du sujet testé est normale, doit-on vérifier qu'il possède les caractéristiques décrites par Romieu et Sorge, Helmholtz, ou bien celles de Tartini ?

Et ce qui suit va le confirmer, au dix-huit et au dix-neuvième siècles, c'est Tartini seul qui a réussi l'exploit de repérer les propriétés singulières qui font du troisième son un outil diagnostique, effectivement en toute modestie, et sans en mesurer la signification physiologique. Avec une question accessoire, qu'ont pu entendre ceux qui ont décrit un troisième son aux propriétés autres que celles de Tartini ?

Chapitre 4 - Musique, acoustique et audition : chronologie multiséculaire d'un parcours anatomique et physiologique

Préambule : pourquoi retracer le parcours historique des études de l'audition ?

Acoustique, anatomie, microscopie, physiologie, physiologie moléculaire, neurophysiologie, psychoacoustique, réseaux neuronaux… comprendre l'audition nous a forcés, surtout depuis un siècle, à rompre avec les approches de l'audition des siècles précédents et à nous placer au carrefour entre plusieurs mondes. Le monde physique est celui des vibrations. Celles du domaine de l'audition sont d'amplitudes très faibles, pour autant, l'oreille les détecte. Le monde perceptif nous est intérieur, il est peuplé de représentations sous forme d'activités neuronales extrêmement diversifiées, largement abstraites, mais qui nous permettent d'appréhender de manière cohérente le paysage sonore, de manière partageable avec nos congénères au point que nous pouvons communiquer avec eux par voie sonore. En tant qu'animaux, le moindre élément de paysage sonore que nous échouons à analyser alors que nos congénères y parviennent nous place en situation de danger. Lorsqu'un prédateur approche, nous serons les derniers à nous enfuir, et pas dans la bonne direction.

Non seulement la compréhension conjuguée des deux mondes, physique et neuronal, est indispensable pour comprendre l'audition, mais ces deux mondes se modifient activement l'un l'autre. La pression évolutionniste a favorisé pendant des millions d'années une adéquation toujours perfectionnée entre récepteurs sensoriels optimisés sur le plan physique et circuits neuronaux également optimisés pour exploiter les entrées (Manley 2012). Au vingt-et-unième siècle, l'espèce humaine a réussi en quelques décennies à modifier en profondeur le paysage acoustique de notre planète sur terre comme en haute mer… cela laisse peu de temps à certaines espèces, dont peut-être la nôtre, pour adapter leurs capacités auditives au nouveau monde sonore et à ses pollutions. Les chevaux de Przewalski ont passé des millénaires dans les steppes mongoles où régnait le bruit du vent et le hurlement des loups. Réintroduits sur le causse Méjean, comment ont-ils vécu la rave party récente tenue dans leur territoire, quel sens a pu avoir pour leur cortex auditif et associatif un épisode de 48 heures de musique techno à 105 décibels ?

A l'époque de Tartini, la compréhension de l'audition était ancrée à des notions mathématiques, acoustiques et anatomiques, sans grand lien entre les disciplines (Bailhache 2001). La musique forçait à une réflexion sur la perception en mettant en avant la notion de beau son. En étudiant le troisième son, qui n'est ni beau ni clairement nécessaire, Tartini anticipait, sans doute à son insu, mais en se laissant guider par son sens de l'expérimentation, une nouvelle approche : plutôt que de partir d'idées préconçues selon lesquelles l'audition humaine est faite pour profiter de la beauté de la musique, essayer de décrire l'audition et ses mécanismes.

L'intérêt pour l'audition sous l'angle de la perception des sons a tardé à prendre de l'ampleur. C'est ce que souligne Jacques Paul, dans le livre "*Du monde et des hommes - Essai sur la perception médiévale*" (Paul 2003). Par exemple, Guillaume de Saint-Thierry, dans son ouvrage *De natura corporis et animae*, au douzième siècle, développe la perception par les sens en traitant l'audition comme un sens secondaire, listé en troisième position après la vue et l'odorat. Le passage exposant la théorie de la vision est matériellement dix fois plus important que celui concernant l'audition, un paradoxe, remarque Jacques Paul, dans un monde où la tradition orale était primordiale. C'est l'audition qui donnait accès à l'essentiel des connaissances puisque la majorité des gens ne savaient pas lire et ne pouvaient accéder à l'écrit. Parmi les préjugés à l'époque antique et jusqu'à la renaissance, on n'envisageait une propagation du son que dans l'air, on ignorait la nature de l'onde sonore en tant que vibration longitudinale dans un milieu matériel, pas forcément l'air, transmise de proche en proche, et on croyait la propagation instantanée. Le décalage de temps entre la perception visuelle d'un éclair et l'arrivée retardée du bruit associé, le tonnerre, entretenait l'idée que l'ouïe était un sens lent (donc secondaire), alors que la vision apportait une information instantanée. En réalité, on sait maintenant que le sens de l'audition fait appel à des mécanismes physiques, électriques et neurochimiques ultrarapides qui permettent de coder des différences de temps de quelques dizaines de microsecondes seulement, entre les deux oreilles d'un individu. Certaines tâches neurophysiologiques auditives comme la transduction mécanoélectrique, ou transformation des vibrations sonores en courant électrique, sont donc mille fois plus rapides que des tâches pourtant superficiellement analogues du système visuel.

Le domaine de l'acoustique n'a été reconnu comme unitaire, avec ses branches notamment physique, musicale, architecturale, physiologique, perceptive, que très récemment. Le mot "acoustique" apparait en France sous la plume de Joseph Sauveur (Sauveur 1701; Baskevitch 2008). Auparavant l'acoustique était restreinte aux études de la hauteur, des intervalles, des gammes, des principes de l'harmonie et ces domaines de la musique formaient une composante des mathématiques. C'est à Pythagore (580 – 495 avant JC) qu'on peut attribuer d'avoir établi les principes de la résonance des objets physiques. Sa découverte du lien mathématique entre la longueur d'une corde vibrante et la hauteur du son émis par cette corde a constitué une première étape importante. Empiriquement, elle avait été franchie très tôt dans l'histoire d'*Homo Sapiens*. En effet, les instruments de musique les plus anciens découverts, des os creux d'oiseaux, étaient percés de trous délibérément fraisés et régulièrement espacés pour servir de flutes préhistoriques. Parmi les plus anciennes découvertes, celles de la grotte de Hohle Fels, dans le Jura souabe en Bade-Wurtemberg, datées de 35000 ans, ou d'Isturitz au Pays Basque, exploitaient intuitivement les relations pythagoriciennes. Le grand principe formalisé par Pythagore permet de construire une gamme musicale en jouant avec des cordes tendues de longueurs différentes. Si on prend quatre cordes de longues respectives L, 3L/4, 2L/3 et L/2, on entend des notes qui, jouées séparément dans l'ordre où elles sont listées, donnent par exemple un do, la quarte du do (fa), la quinte du do (sol) et l'octave du do initial, qui est aussi un do. La gamme est donc cyclique, la même note étant produite par des cordes de longueur double ou moitié d'une corde de référence. Lorsque les cordes ci-dessus sont jouées ensemble, le résultat est un accord harmonieux. Si on dérègle une des cordes en modifiant légèrement sa longueur, le résultat est dysharmonieux, avec la sensation désagréable d'une modulation lente d'amplitude appelée battement.

Complétant le formalisme de Pythagore, les théories grecques de la perception des sons, enseignées par Empédocle (4e siècle, 495 – 435 avant Jésus-Christ) puis reprises par de nombreux philosophes, dont Aristote, font appel à une entrée en vibration d'un volume d'air enfermé dans l'oreille, l'air interne. On se contente de dire, avec Empédocle, que l'organe de l'ouïe résonne en "harmonie" avec le son perçu. Puis à travers l'oreille, le cerveau et l'âme sont informés… Nous voilà bien avancés…

La connaissance des mécanismes perceptifs stagne très longtemps jusqu'à ce que des anatomistes se lancent dans des observations fines, et le premier de cette catégorie à s'intéresser à l'oreille est Vésale, l'alias d'Andries van Wesel, un Bruxellois né en 1514 et mort en 1564. En 1543, il publie une description précise des osselets de l'oreille moyenne et notamment du marteau et de l'enclume auxquels il donne leur nom vernaculaire actuel (la science anatomique est revenue au latin et ces osselets s'appellent désormais officiellement malleus et incus). Cette description de la chaine tympano-ossiculaire est complétée par celle de l'étrier (stapes) et des fenêtres ovale et ronde de la cochlée, partie auditive de l'oreille interne, par le Napolitain Ingrassia (1546).

Fallope (1523 – 1562), élève de Vésale, pousse la description en 1561 jusqu'à l'oreille interne qu'il identifie comme séparée en deux parties, cochlée et labyrinthe (nom qu'il donne au vestibule, organe de l'équilibre constitué de trois sous parties, alors que de nos jours, le mot labyrinthe désigne l'ensemble cochlée-vestibule). Volcher Coiter, un hollandais élève de Fallope puis Eustachi, publie en 1572 un recueil anatomique dans lequel figure la première monographie de l'histoire consacrée à l'audition, "*de auditus instrumento*", illustrée par lui-même.

Le choix du mot "labyrinthe" initialement introduit par Galien au cours du deuxième siècle est significatif de la perplexité des anatomistes : il désigne, suivant le mythe du palais de Minos en Crète, un tracé tortueux aux multiples embranchements, impasses et fausses pistes qui rendent très difficile de s'y déplacer faute de visualiser un plan simple. Fallope décrit les trois tours de la cochlée, avec un tube osseux enroulé en spirale autour d'un axe central comme un limaçon ou un coquillage. La racine du mot "cochlée" évoque le mot grec pour coquillage, déjà utilisé par Empédocle. Le tube enroulé est parcouru longitudinalement par la lame spirale osseuse, un détail anatomique important. Enfin Fallope reconnait le fait que la cochlée présente pratiquement sa taille adulte à la naissance. De nos jours, un bébé sourd implanté avec un dispositif d'électrodes qui s'enroulent dans sa cochlée osseuse conserve un positionnement correct de ses électrodes toute sa vie, car sa cochlée ne grandit pas. L'os cochléaire ne grandit pas, mais il ne se répare pas non plus en cas de fracture.

Bartolomeo Eustachi (1564) identifie comme muscles de l'oreille moyenne deux petites structures attachées l'une au marteau, l'autre à l'étrier. Il leur propose un rôle protecteur : en se contractant, ils perturbent la vibration des osselets et atténuent ainsi l'énergie sonore capable d'atteindre la cochlée. Eustache identifie aussi la lame spirale membraneuse dans le prolongement de la lame spirale osseuse. Malgré le degré de finesse de ses observations qui mettent en évidence quelques structures membraneuses très importantes fonctionnellement, comme on le découvrira plus tard, il continue à croire que la cochlée est remplie d'air.

Galilée lui-même (1564 – 1642), fils de musicien, s'intéresse à l'oreille, par le biais de son travail sur les résonances. Il propose une meilleure compréhension des apports de l'oreille externe, notamment le conduit auditif externe qui amplifie les fréquences autour de 3 kHz, et de l'oreille moyenne dont les cavités ont aussi une résonance qui influence les niveaux sonores transmis, plus ou moins selon leur fréquence. Il est intéressant de remarquer que Vésale, Fallope et Galilée ont tous trois enseigné à Padoue, une université très tolérante vis-à-vis des idées pionnières de par sa liaison à la souveraine et indépendante République de Venise, qui ne rendait aucun compte à l'Inquisition. Padoue qui s'apprête aussi à accueillir une autre future célébrité, immortalisé lui aussi, entre autres, par une statue sur le spectaculaire cercle du Prato della Valle non loin de celle de Galilée, et un buste dans la basilique Saint Antoine voisine : "notre" Giuseppe Tartini...

Joseph Guichard Du Verney, brillant anatomiste français né à Feurs dans la Loire (1648 – 1730), franchit une étape intellectuelle considérable en avançant une théorie physique, étayée par l'anatomie, de la perception auditive. En cela, conceptuellement, il se pose en précurseur d'Helmholtz. En 1683, dans un ouvrage en français et non en latin, il émet la première théorie de la hauteur selon un code qualifié depuis lors de "tonotopique". Son observation clé est la largeur variable de la lame spirale osseuse, entre la base de la cochlée où s'insère l'étrier, dans la fenêtre ovale, et l'apex qui forme l'autre extrémité du tube osseux cochléaire, deux tours et demi et environ 30 mm plus loin : cette lame est plus large à la base qu'à l'apex. Du Verney connait le principe de la résonance d'un objet comme une corde, plus celle-ci est longue et plus sa fréquence de résonance est basse. Il reste par ailleurs persuadé que la cochlée est remplie d'air. Il formule l'image d'une lame spirale osseuse codant pour les basses fréquences à la base, puis résonnant pour des fréquences de plus en plus hautes lorsqu'on se dirige vers l'apex. Cette résonance à un endroit différent selon la fréquence du son offre un codage de la hauteur très simple appelé tonotopique (tono- pour fréquence, -topique pour position).

Le principe est bon, mais entaché de deux erreurs majeures, dont Du Verney ne pouvait évidemment pas être conscient. Première erreur, la cochlée est remplie de liquides, et deuxième erreur, ce n'est pas la lame spirale osseuse qui résonne, mais la lame spirale membraneuse. Or celle-ci a une largeur qui varie exactement à l'inverse de la lame spirale osseuse, et pour cause puisqu'elle la complète, de l'axe de la cochlée vers l'extérieur, les deux lames bout à bout formant la séparation transversale du tube cochléaire. Au final, on sait que la lame spirale membraneuse, et notamment sa membrane basilaire, résonne pour les hautes fréquences à la base et pour des fréquences progressivement décroissantes vers l'apex, à raison d'une diminution d'une octave de la fréquence locale de résonance pour chaque segment de 3 millimètres parcouru vers l'apex. Deuxième erreur, qui sera corrigée à partir de 1761, mais dont la solution va perturber voire fausser le raisonnement des physiciens et physiologistes jusqu'à la fin du vingtième siècle, la cochlée n'est pas remplie d'air peu amortisseur, mais de liquides très amortisseurs. Comment faire résonner précisément une lame de 30 mm de long entre deux fluides visqueux ? La solution est en fait le "*Deus ex machina*" de ce livre ! Les inspirateurs de cette solution s'appellent Thomas Gold (1920 – 2004) et Eberhart Hopf (1902 – 1983), par coïncidence, tous deux Américains d'origine autrichienne. A ceci près que tandis que Gold fuyait le nazisme en 1938, Hopf était rentré en Allemagne en 1936… choix difficiles en cette période trouble.

Valsalva (1666 – 1738, Bologne) critique la théorie de Du Verney, et il la rectifie en attribuant à l'apex le codage des basses fréquences et à la base celui des hautes fréquences.

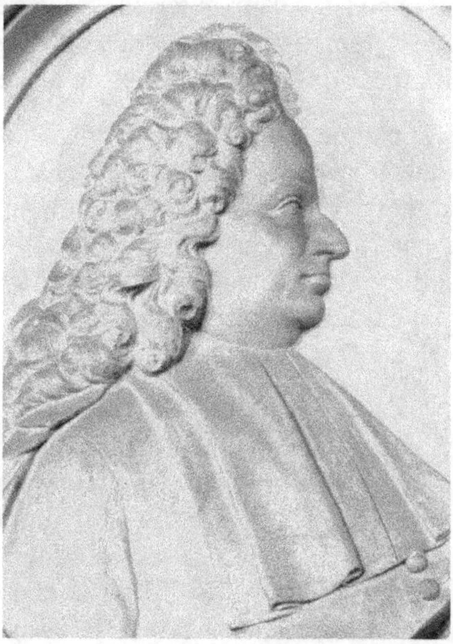

Figure 10: Bas-relief représentant Valsalva, dans le palais de l'Archiginnasio à Bologne (photo P.Avan)

Il évoque (mais n'étudie sans doute pas directement) les liens entre lame spirale membraneuse et terminaisons nerveuses, et donne leurs noms à la scala vestibuli et la scala tympani, les deux rampes en lesquelles le tube cochléaire est subdivisé par la lame spirale osseuse.

Domenico Cotugno (1736 – 1822) est un médecin napolitain. Dans sa thèse "*Acquaeductibus auris humanae internae*" soutenue en 1761 alors qu'il n'a que 25 ans (Cotugno 1775), Cotugno exploite sa capacité à étudier l'anatomie d'os temporaux frais pour démontrer, tournant scientifique majeur, que la cochlée est remplie non pas d'air, mais de liquide, lequel communique avec le liquide cérébrospinal (aussi appelé "*liquor cotunnii*" en son hommage[6]). Un élément technique élégant qui contribue à la démonstration est apporté par Meckel. Pour éviter que pendant la procédure de dissection, le liquide éventuellement contenu dans le labyrinthe ne s'échappe et disparaisse rapidement, vu son très faible volume, Meckel laisse des os temporaux frais exposés à l'air extérieur, glacé en plein hiver, puis les dissèque à température négative. Il démontre que les cavités labyrinthiques sont alors remplies de glace.

Cotugno reconnait le rôle prépondérant de la lame spirale membraneuse dans le codage tonotopique des sons, et du liquide labyrinthique contenu dans la scala vestibuli (qui sera appelé vitrine auditive par Henri Ducrotay de Blainville et périlymphe par Breschet au dix-neuvième siècle) dans sa transmission entre l'étrier et le point caractéristique de la membrane. La vision du codage des sons dans la cochlée qu'il propose est désormais proche de celle d'Helmholtz.

La cochlée contient un deuxième liquide, contenu dans le labyrinthe membraneux qui forme un compartiment étanche entre les scalae vestibuli et tympani, l'endolymphe. C'est Scarpa (1752 – 1832) qui est le plus souvent crédité de la première description de ce liquide en 1789, d'où son premier nom de liquide de Scarpa. Breschet lui a donné le nom d'endolymphe pour le contraster avec la périlymphe. Certains auteurs remarquent qu'un certain Johann Pyl avait décrit l'endolymphe en 1742. Gilbert Breschet, né à Clermont-Ferrand (1784 – 1845),

---

[6] A dire vrai, Valsalva avait le premier décrit la présence de liquide dans la cochlée dès 1684, mais sans mentionner clairement s'il remplissait celle-ci et sans décrire son rapport avec le liquide cérébrospinal.

a publié "*Recherches anatomiques et physiologiques sur l'organe de l'ouïe et sur l'audition dans l'homme et les animaux vertébrés*", chez Baillière à Paris en 1836, qui reprend en grands détails magnifiquement illustrés toutes les connaissances anatomiques fines accumulées depuis des siècles. C'est la présence d'endolymphe et de périlymphe aux compositions chimiques différentes qui crée une pile naturelle permettant aux cellules sensorielles de travailler, mais on ne le saura qu'"un peu" plus tard... près d'un siècle. Pour le moment, les progrès en histologie s'apprêtent à provoquer une nouvelle révolution dans la compréhension des mécanismes périphériques de l'audition. En effet, jusque-là en deux millénaires, seul le concept de tonotopie cochléaire, proposé par Du Verney et rectifié par Valsalva et Cotugno, a été consolidé. L'observation de Tartini est encore loin de trouver un cadre expliquant sa véritable signification.

C'est le marquis Alfonso Corti (1822 – 1876), italien originaire de Pavie, dont le père connaissait bien Scarpa, qui lors d'un séjour à Würzburg en Allemagne, affine la description de l'organe sensoriel auditif des mammifères qui porte désormais son nom, l'organe de Corti. Son travail, un tournant historique, est publié sous forme d'article "*Recherches sur l'organe de l'ouïe des mammifères*" en 1851 dans le journal dirigé par Kölliker "*Zeitschrift für wissenschaftliche Zoologie*".

Au-delà de l'acoustique, nécessité d'une approche plus physiologique.

Jusqu'ici cependant, comme déjà souligné en introduction de ce chapitre, les chercheurs se sont plus intéressés à l'acoustique, en atteignant dans le domaine de la musique un degré d'analyse très poussé, qu'aux structures du système auditif qui permettent de transmettre les vibrations sonores vers l'intérieur du corps, et qu'à la manière dont un cerveau construit et exploite les représentations du son (Bailhache 2001). Dans le domaine parallèle des sciences de la vision, l'étude de représentations cérébrales des images et plus généralement de l'espace visible en est déjà beaucoup plus loin. Au début du dix-neuvième siècle, des expériences visant à étudier le traitement des informations binoculaires (stéréoscopie et vision des reliefs) et le codage des couleurs avaient été menées, avec pour résultat des théories qui allaient bien au-delà de la compréhension du système visuel comme reposant sur une simple projection des images du monde extérieur sur la rétine. Avant Helmholtz, aucune approche similaire de l'audition n'est encore tentée de manière ambitieuse, pour établir une théorie physiologique de l'audition. La suggestion de Du Verney de l'existence de résonateurs dans la cochlée n'est qu'une amorce, corrigée par Cotugno. Dans les grandes lignes, on en est resté à la description d'un ensemble de mécanismes très sophistiqués pour transmettre le son de manière optimale (les Encyclopédistes s'en émerveillent : "*les nouvelles découvertes des Anatomistes ont augmenté l'embarras, & nous ont confirmé dans le doute, en développant à nos yeux un organe si compliqué qu'il faut employer un temps considérable, les recherches les plus délicates & les plus assidues, pour connoitre (*sic*) les détours de cet organe... L'on peut donc assurer que ce sujet servira d'occupation infructueuse aux siècles à venir...*", est-il écrit à la rubrique "ouïe" de l'Encyclopédie. Mais ils n'ont pas encore la culture darwinienne pour en comprendre la signification), et le "projeter" dans un système vibrateur interne à l'oreille. Que se passe-t-il au-delà pour transformer la "projection" en représentations ne semble pas constituer une véritable question.

La réflexion quant aux mécanismes sensoriels permettant à notre cerveau de construire une image précise de notre environnement est semée de difficultés. Même si elle est facilitée par une compréhension suffisante de l'étape initiale effectuée par un organe sensoriel, elle peut s'en affranchir. Certains principes ont été démontrés sans connaitre la physiologie précise, ni de l'organe sensoriel auditif ni des voies neuronales auditives. Ainsi Gustav Fechner, en 1850, a établi que la loi de croissance de la sensation de force sonore en fonction de l'intensité physique du son est une loi logarithmique. Autrement dit, lorsque l'intensité physique est multipliée par deux, la sensation n'est pas doublée, mais elle n'augmente que de quelques pas. Pour que la sensation de force sonore double, il faut en moyenne multiplier par 10 l'intensité. Prenons quelques exemples concrets : lorsqu'une route traversant un lotissement voit son trafic automobile doubler, les riverains ne perçoivent qu'une légère augmentation du niveau sonore. Quand les neuf dixièmes des spectateurs d'un match ont quitté le stade avant la fin parce que leur équipe perd, la force perçue des sifflets des spectateurs restants est seulement divisée par deux : il reste cruel de perdre, même dans un stade presque vide. Lorsqu'un équipementier en pneus réussit à diminuer leur bruit de roulement d'un décibel (unité qui permet de chiffrer le niveau sonore à partir de la pression ou de la puissance acoustique, en abrégé dB (voir appendice 2), ce qui permet au trafic nocturne de ne plus atteindre un niveau sonore, par exemple, de 60 dB, mais seulement 59 dB), les riverains s'en aperçoivent à peine. La différence juste détectable entre deux niveaux sonores est en effet de 1 dB… pourtant les fabricants de pneus investissent bel et bien pour diminuer les bruits de circulation, décibel par décibel. Ce codage compressif de la force sonore permet aux mammifères de n'éprouver qu'une différence de sensation de l'ordre d'un facteur 100 à 200 lorsque les intensités sonores varient, dans la vie courante, sur une échelle de l'ordre du milliard.

C'était avant que les physiologistes comme Helmholtz n'aient établi le fonctionnement du système auditif périphérique. Gustav Fechner, un créateur de ce qu'on appelle maintenant la psychophysique, était tellement conceptuellement en avance que le substrat même de l'analyse qui transforme un stimulus physique en percept, la fonction neuronale, n'était pas encore connu. Il faudra pour cela attendre Helmholtz et quelques-uns de ses contemporains berlinois, notamment son collègue Emil-Heinrich Du Bois Reymond.

Les percepts liés au son reposent sur un socle de quelques dimensions de base, la force sonore, la hauteur, le timbre et le rythme. Leurs variations combinées créent la base de la musique. La localisation spatiale des sources et la capacité à décomposer un son émis par plusieurs sources en regroupant correctement les composantes temporelles et spectrales liées à chaque source ou en les séparant quand elles viennent de sources différentes sont également des tâches essentielles pour que le sens de l'audition permette au sujet de se situer dans son environnement. Une étape importante pour comprendre ces percepts est d'identifier le mécanisme de codage. Dans le cas du sens de l'audition, l'analyse des fréquences dans la cochlée est à la base de la construction d'une échelle de hauteur et permet de comprendre jusqu'à quel point et comment deux fréquences différentes donnent lieu à deux hauteurs qui peuvent être discriminées. Mais la construction d'une représentation cérébrale des objets auditifs qui permet d'identifier la ou les sources de son, à partir du mélange d'ondes sonores émises par plusieurs objets vibrants dans l'espace autour d'un sujet, en regroupant les attributs associés à une source précise et en les séparant de ceux des autres sources, est un mécanisme plus central qui reste à élucider. Le nombre de représentations différentes d'un même son n'est même pas vraiment connu. Par exemple, on ne sait que depuis peu que certains sons dits "rugueux", saillants, mais aussi désagréables, activent des régions cérébrales très spécifiques associées à des fonctions d'alerte ou d'alarme (Arnal 2019). Les acouphènes, qui sont des sons "fantômes" absents du monde extérieur, sont représentés à la fois dans le système auditif (de manière aberrante, car aucun son réel ne crée cette représentation neuronale) et dans le système limbique où ils sont associés à des émotions négatives, après avoir émergé quelque part dans les voies auditives, mais pas en provenance de l'oreille externe.

Dans le cas où la source de son est un locuteur, en train de poser une question au sujet considéré, il reste aussi à comprendre le contenu de l'énoncé, identifier les syllabes, les regrouper en mots, déterminer si l'énoncé est une interrogation ou une affirmation, etc. Le troisième son soulève ce genre de question même à un niveau cognitif très basique. Lorsque Romieu, jouant à l'orgue deux notes aiguës en harmonie, a l'impression d'entendre un son grave qui englobe les deux notes aiguës, est-ce parce qu'une troisième vibration physique est engendrée par distorsion, et si c'est bien le cas, où est-elle engendrée, par quel mécanisme, ou bien est-ce un mécanisme cérébral qui donne l'illusion d'un son unique incluant les deux notes initiales et le troisième son ? Et si c'est le cas, peut-on entendre le troisième son séparément des deux autres qui lui ont donné naissance ? Pas dans l'usage qu'en fait Leopold Mozart, qui exploite justement la fusion entre sons joués par un élève et troisième son pour renforcer la perception de justesse, mais Tartini et plus tard Helmholtz parviennent à placer le troisième son sur une portée musicale (cependant, pas à un endroit consensuel ! Tartini une octave plus haut qu'Helmholtz, ainsi que Romieu et Serre…).

La vision fournit un exemple concret de l'erreur qui consisterait à considérer l'organe récepteur comme suffisant pour la perception. Ainsi, la rétine est le tissu neurosensoriel photosensible qui tapisse le fond d'œil et transmet l'information reçue au cerveau. Mais tout d'abord : quelle information ? La partie antérieure de l'œil agit comme une *camera obscura* projetant les scènes extérieures. Ceci se produit à travers une dioptrique miniaturisée, de haute qualité, munie de dispositifs naguère réservés aux appareils photo de haut de gamme, comme le cristallin qui permet l'accommodation et l'iris qui contrôle et adapte la quantité de lumière admise. L'illusion s'installe vite qu'une fois que la scène qui se déroule devant nos yeux est projetée sur la rétine (première difficulté, elle est projetée à l'envers, le haut du champ visuel se projette en bas, la droite se projette à gauche…), il reste à un homoncule, un minuscule personnage caché dans notre cerveau visuel, à regarder l'écran et à décrire et interpréter ce qui se passe… Un degré de complexité se glisse lorsqu'on essaie d'imaginer une vision des couleurs, en partie résolue lorsque la présence de cellules rétiniennes photoréceptrices spécifiques d'une des trois couleurs fondamentales pour la synthèse trichrome est reconnue.

Mais plusieurs problèmes émergent immédiatement. D'abord, la rétine n'est pas un écran parfait au sens où l'entendrait un physicien : elle possède une tache aveugle là où aboutit la tête du nerf optique. Pour atteindre la couche de cellules photoréceptrices, les photons doivent traverser toutes les autres couches cellulaires plus superficielles, les cellules nerveuses et les vaisseaux sanguins. Ensuite, la vision normale est binoculaire : seul l'usage des deux yeux permet de créer une impression tridimensionnelle, stéréoscopique, avec relief et sens des distances. Une vision monoculaire est amputée de nombreuses performances. C'est René Descartes qui le premier a analysé explicitement la nécessité d'un centre cérébral spécialisé dans la fusion des informations des deux yeux. Erreur de sa part, il attribuait à la glande pinéale le soin de cette fusion. Si cette glande, aussi appelée épiphyse, possède une certaine sensibilité à la lumière, elle est cependant incapable de contribuer à la stéréoscopie. Autre problème, la théorie de la vision des couleurs développée par les physiciens à la suite de Newton échoue à expliquer de nombreux percepts, notamment pourquoi une surface diffusant des longueurs d'onde lumineuses précises à des intensités calibrées n'est pas perçue de la même couleur selon son environnement spatial, qui illustre que le cerveau visuel est avant tout un détecteur de contrastes. Une théorie concurrente de celle de la synthèse trichrome a été développée par Goethe, et bien que la question de savoir qui de Goethe ou Newton est le meilleur physicien ne se pose pas, la théorie de Goethe n'a rien qui la fasse rejeter sans examen. Dernier problème cette fois rédhibitoire, celui de l'homoncule. S'il lui suffit de regarder ce qui se déroule sur la rétine de son hôte pour lui conférer le sens de la vue, c'est parce que sur la rétine de l'homoncule se déroule la scène que l'homoncule regarde… oui, mais qui regarde cette scène, si ce n'est un encore plus petit homoncule, qui lui-même dispose d'une rétine sur laquelle se projette… etc. La récurrence est infinie et sa réalisation concrète est impossible. En fait, dans le cerveau visuel et les aires associatives qui lui sont connectées, se crée un ensemble de cartes d'activités neuronales abstraites, qui représentent divers aspects de la scène visuelle extérieure, et de circuits qui connectent les aspects entre eux et avec d'autres fournis par les autres sens.

Cette représentation cérébrale d'un "paysage" sensoriel n'a plus grand-chose à voir avec une projection sur écran. D'ailleurs le cas des animaux écholocalisateurs fournit un exemple clair : une chauve-souris "voit", en pleine nuit, avec une précision millimétrique et dynamique qui lui permet de capturer un insecte en plein vol. Mais elle voit avec des cartes d'activités neuronales établies au moyen d'indices auditifs. L'insecte aussi la "voit", avec ses capacités auditives le plus souvent, et tente de lui échapper en zigzaguant. Les oiseaux migrateurs "voient" le plan de leur destination, mais au moyen d'indices magnétiques, olfactifs, visuels en référence aux étoiles, mémoriels, qui font l'objet de recherches actives encore à l'heure actuelle. Bref, nos univers cognitifs sont nourris par nos organes sensoriels, mais ils ont un codage de l'information qui leur est propre, et souvent l'information décisive est multimodale, reposant sur une analyse élaborée d'indices concomitants provenant de plusieurs entrées sensorielles, par exemple, audiovisuelle avec la lecture sur les lèvres comme assistance à l'audition d'un interlocuteur, ou tactile avec la méthode Tadoma pour les sourds-aveugles (Reed 1982). L'œil peut être un fantastique appareil de mesures physiques, mais le cerveau visuel peut n'attacher qu'une importance minime à certaines mesures. Sa circuiterie a été peaufinée par l'évolution darwinienne pour optimiser la survie et surtout la capacité de reproduction dans l'environnement. Par exemple, ce qui est utile dans le contexte terrestre est plus de disposer d'un détecteur de contrastes que d'un appareil de détermination absolue des longueurs d'onde.

Où se situe l'audition dans ce travail de compréhension ? Tout comme la rétine décompose une scène visuelle en zones spatiales qui se projettent à des endroits différents des deux rétines, puis s'y déplacent d'un groupe de détecteurs à un autre en cas de mouvements, la cochlée, qui héberge l'organe sensoriel auditif, décompose les vibrations sonores en leurs différents éléments notamment selon leur fréquence, chaque fréquence produisant une sensation de hauteur différente. De Pythagore à von Békésy (Békésy 1960), en passant par Joseph Fourier, cet aspect d'analyse de fréquences a été considéré comme le cœur de la physiologie de l'audition. Pour les sons simples constitués d'une seule fréquence, les sons purs, l'intuition imagine aisément un procédé associant l'endroit de l'oreille qui répond à la fréquence du son excitateur. Dès les années 1630, Galilée parlait de résonances. Dès qu'un son est composé de plusieurs fréquences, comme les partiels d'un son harmonique, l'intuition est mise en difficulté : si on ne perçoit qu'une hauteur bien précise, avec certes un timbre différent selon l'instrument qui produit le son à cause des harmoniques spécifiques qu'il renforce ou atténue, comment cette hauteur est-elle déterminée ? Pendant très longtemps, bien au-delà de la période des Encyclopédistes, les substrats neurophysiologique et psychophysique de la notion de timbre ont été ignorés, même si les facteurs d'instruments maitrisaient certains de ses aspects de manière presque légendaire. Il a longtemps été soutenu qu'Antonio Stradivari, contemporain de Tartini, avait développé des méthodes secrètes qui donnaient à ses violons un timbre d'une richesse incomparable… légende cependant quelque peu démystifiée par des études récentes (Fritz 2012) montrant une légère supériorité pour certains violons de facture moderne. Le fait que ces études modernes aient dû être basées sur des méthodes subjectives indique que la notion de timbre se prête encore difficilement aux analyses objectives fondées sur l'acoustique et la physiologie.

A l'heure actuelle, le problème du codage de la hauteur reste un défi (Plack 2005). Challenge encore plus sérieux, *in fine* l'auditeur s'intéresse souvent plus aux sources de sons qu'aux sons eux-mêmes, une idée chère à Helmholtz et à sa théorie des signes. Si une gazelle entend un rugissement, peu lui importe que la hauteur soit celle d'un do dièse et le timbre un peu éraillé. C'est la position de l'émetteur qui la concerne de toute urgence. Remonter d'un ensemble de composantes fréquentielles mélangées, certaines synchrones, d'autres pas, certaines harmoniques, d'autres pas, à une interprétation sous forme de quelques sources spatialisées émettant chacune une partie des sons perçus est une tâche très complexe, mais d'où peut dépendre la survie.

Pour poser dès maintenant une question fondamentale, en toile de fond de tout le sujet de ce livre, le système auditif est-il conçu pour être un système récepteur de haute-fidélité qui "projette" les sons extérieurs sur une sorte de portée musicale, auquel cas le fait qu'un de ses composants crée un troisième son quand l'environnement n'en produit que deux est un défaut peu acceptable ? ou bien est-il conçu pour permettre à un être vivant de fuir ses prédateurs et détecter ses proies le plus efficacement possible ? Et si le troisième son ne perturbe pas ces tâches fondamentales, alors il n'est pas un défaut, mais un sous-produit. La question ci-dessus a des ramifications plus complexes que son présent énoncé : l'espèce humaine est sociale, la force du lien social qu'elle a été capable de tisser lui a permis probablement de surmonter ses faiblesses, son manque de vitesse, son manque de force, les années nécessaires pour qu'un enfant devienne autonome. La musique est un vecteur de ce lien social. Chanter et jouer faux n'est pas un avantage social, le barde Assurancetourix le sait qui ne participe que de loin aux fêtes de son village. Clairement, dans l'esprit de Tartini, le troisième son avait un intérêt harmonique et pédagogique, mais pas seulement, et nous reviendrons sur ces diverses facettes.

Premiers pas d'une compréhension de l'audition basée sur la physiologie

La membrane basilaire de la cochlée, sur laquelle repose l'organe de Corti, est un des éléments clés qui va servir à Helmholtz pour proposer, le premier, une théorie de la physiologie de la musique. C'est le titre de son œuvre majeure dans le domaine de l'audition, "*Die Lehre von den Tonempfindungen als Physiologische Grundlage für die Theorie der Musik*" publié en 1863 -en français, "La doctrine des sensations sonores comme base physiologique de la théorie de la musique". A partir des descriptions de Corti, Reissner, Kölliker et de chercheurs contemporains de Corti, qui en prenant la suite de ses recherches alors qu'il avait quitté Würzburg pour raisons familiales, ont laissé leur nom à divers éléments importants de la cochlée, notamment Deiters, Hensen, Claudius et Böttcher, Helmholtz singularise les piliers de Corti, reliés à la membrane basilaire. Ceux-ci forment un espace triangulaire, de part et d'autre duquel se trouvent les cellules sensorielles, dites cellules ciliées, externes et internes selon leur position par rapport à l'axe d'enroulement de la spirale cochléaire.

Les cellules ciliées internes sont reliées aux neurones du nerf auditif dont les décharges codent l'information extraite par l'organe de Corti. Helmholtz explique que les propriétés mécaniques du dispositif vibrant formé par les "fibres de Corti" (nom qu'il donne aux piliers de Corti), couplé à la membrane basilaire, lui permettent de résonner à deux endroits différents pour deux fréquences différentes, de sorte que s'établit une décomposition spectrale. "*Un son simple arrivera-t-il à l'oreille, il ébranlera fortement les fibres de Corti qui sont exactement ou à peu près à l'unisson avec lui; toutes les autres ne seront que peu ou point ébranlées*". Le système formé par les piliers de Corti et la membrane basilaire, de par ses propriétés d'élasticité graduées le long de la spirale cochléaire, est le résonateur. Et Helmholtz continue, *"Tout son simple d'une hauteur déterminée ne sera donc ressenti que par certaines fibres nerveuses –* comprendre : celles connectées aux cellules ciliées internes au voisinage du pilier de Corti considéré- *et des sons de hauteurs différentes exciteront des fibres différentes*" (Traduction M.G. Guéroult, pour l'édition française chez Masson, 1868). Les sons complexes seront décomposés en leurs composantes fréquentielles, dont chacune ira engendrer une activité dans les fibres nerveuses associées à sa fréquence. L'ensemble de l'activité caractérisera le son complexe. Hauteur et timbre trouvent là la base de leur codage, et ce codage est essentiellement positionnel (c'est-à-dire tonotopique : un ton, un endroit de résonance). De manière intéressante, Helmholtz reconnait une dualité de représentation. L'ensemble de l'activité neurale caractérise un son complexe, mais l'auditeur entrainé peut aussi se livrer à une écoute analytique et se focaliser séparément sur chacune des composantes individuelles qui constituent le patron d'activité.

Avec une pertinence scientifique profonde, Helmholtz compare le nombre de cellules sensorielles (ciliées internes) différentes, qu'il estime à 3000, et le pouvoir de discrimination du système auditif, qui depuis les travaux d'Ernst H. Weber en 1830, est mesuré à quelques Hz autour de 1000 Hz. Les données correspondent bien, on s'attend à avoir autant de pas de sensation de hauteur dans la gamme audible qu'il y a de cellules sensorielles différentes, au moins en théorie. Il faut cependant assurer que la vibration de la cochlée peut concerner principalement une seule cellule sensorielle, nettement plus que ses deux voisines, alors que ces dernières ne se trouvent qu'à environ 10 micromètres de distance de part et d'autre, le long de l'enroulement cochléaire. Dans un milieu liquidien avec son inévitable amortissement, obtenir une tonotopie rendant compte du pouvoir de discrimination du système auditif est une gageure, souligneront les adversaires de la théorie d'Helmholtz. En 1948,

Thomas Gold reviendra sur l'objection, mais avec une solution pour contrer l'effet néfaste de l'amortissement. Il proposera la présence d'un dispositif amplificateur qui compense cet amortissement, un principe très simple, et de celui-ci et des détails anatomo-physiologiques qui le sous-tendent, nait le troisième son… mais n'anticipons pas.

Avec ce modèle de résonateurs en batterie qui présente la cochlée comme l'analogue d'une harpe ou d'un piano (en miroir puisque ces instruments émettent des sons alors que la cochlée les reçoit, mais selon le même principe de résonance), avec des cellules sensorielles proches des résonateurs et connectées à des neurones, les aspects de perception de hauteur et de timbre des sons complexes commencent à avoir une base solide. La théorie d'Helmholtz prolonge les travaux de Georg Ohm sur l'application de l'analyse de Fourier à l'audition. Fourier a démontré que toute onde mathématique, et notamment sonore, peut être décomposée de manière unique en une série de sinusoïdes à des fréquences différentes, multiples d'une fondamentale si le son est périodique, non multiples dans le cas contraire. Selon Helmholtz, la structure fine de la cochlée, à l'échelle cellulaire, lui permet d'effectuer physiquement cette décomposition sur le principe de la résonance tonotopique.

Le lien entre physiologie et perception conçu par Helmholtz cadre bien avec sa théorie générale des signes, selon laquelle les sensations ne sont pas des copies d'un stimulus, mais en fournissent une représentation symbolique. Selon Helmholtz, la correspondance entre stimulus et sensation s'apprend. Le cerveau apprend que lorsque tel ou tel groupe de neurones réagit, c'est parce que la région de la cochlée d'où ces neurones reçoivent leur information résonne en réponse à la présence d'un son de fréquence donnée. L'implant cochléaire, qui est une prothèse auditive électrique implantée dans la cochlée, développée dans les années 1980, reproduit le code tonotopique dans une cochlée dont les cellules sensorielles sont mortes, par une analyse informatique suivie d'une stimulation électrique des électrodes en positions appropriées, qui activent directement les neurones auditifs. Le cerveau apprend vite à reconnaitre les sons grâce au fait que la distribution spatiale d'activité des neurones auditifs est une assez bonne simulation de la distribution naturelle.

Un son arrive sous forme d'un mélange plus ou moins complexe de vibrations à différentes fréquences, donnant une forme d'onde instantanée qui peut être compliquée. La configuration du mélange le plus simple, celui de deux sons purs, aux fréquences f1 et f2 et d'amplitudes proches, engendre une forme d'onde modulée en amplitude qui comporte des battements, c'est-à-dire que l'enveloppe de l'oscillation résultante présente une succession périodique de renforcements et d'annulations à la fréquence f2-f1. Selon les physiciens antérieurs à Helmholtz, comme Young, l'oreille pouvait percevoir un son de combinaison (un troisième son) à la fréquence f2-f1 (pas celle décrite par Tartini, notons-le une fois de plus) en détectant à part des fréquences f1 et f2 la modulation d'enveloppe du mélange [f1, f2]. Selon Helmholtz, ceci est faux. L'oreille interne crée, *de facto*, le long de la membrane basilaire, une représentation transformée de Fourier du stimulus, directement lisible par les neurones auditifs. Les fréquences f1 et f2 se trouvent décomposées, faisant entrer la membrane basilaire en résonance à deux endroits séparés. Chaque endroit vibre l'un à f1, l'autre à f2 avec une amplitude stable, dans notre exemple. Le battement qui existe dans le stimulus n'existe plus dans l'oreille interne. C'est la force du modèle d'Helmholtz de le justifier, car, hormis l'audition très discrète des sons de combinaison, on n'entend pas battre deux sons purs résolus (c'est-à-dire de fréquence suffisamment différente, de quelques dizaines de Hz dans les médiums autour de 1000 Hz). Selon Helmholtz, si on entend effectivement un son de combinaison, c'est qu'il existe bel et bien dans le son qui parvient à l'oreille interne, bel et bien à la fréquence où on l'entend (nous le verrons, c'est vrai ! c'est la découverte de Kemp). Le son qui excite l'oreille interne est donc constitué de f1, f2 et f2-f1… selon Helmholtz, et ce f2-f1 a été créé ailleurs, par un mécanisme distordant, et forcément en amont, donc par l'oreille moyenne (ce dernier point est totalement faux. Helmholtz a eu trop confiance en son modèle de résonateurs pour accepter l'existence d'autres étapes de traitement dans la cochlée).

En concevant la cochlée comme un système qui décompose les sons, Helmholtz effectue un saut conceptuel important, il crée une théorie physiologique de la musique comme le titre de son livre le revendique. Mais cette théorie vue de manière trop autosuffisante fait commettre à Helmholtz quelques erreurs. D'une part, elle interdit à la cochlée d'être à l'origine des sons de combinaison, car ceux-ci exigent pour leur apparition une interférence entre deux sons primaires. Selon Helmholtz, la cochlée les sépare et une fois séparés, ils ne peuvent interférer. La vraie solution du problème d'identification du générateur des sons de Tartini s'éloigne pour au moins un siècle... ceci est plus anecdotique (pas pour le sujet de ce livre, mais pour la science de la perception auditive) que la deuxième erreur, qui est de rejeter toute théorie de la représentation temporelle des sons dans le système nerveux auditif, une thèse défendue par son contemporain August Seebeck.

Sur le plan de la physiologie cochléaire, la théorie d'Helmholtz présente un défaut supplémentaire, en ne tenant pas suffisamment compte de l'amortissement et en supposant que les résonateurs sont indépendants les uns des autres, alors qu'ils coexistent dans un espace très exigu rempli de liquides visqueux. Le principal défaut d'une théorie est bien sûr son absence de validation expérimentale, mais l'observation au microscope d'un organe profondément enfoui dans une structure osseuse, et dont les vibrations aux niveaux sonores de la vie courante ne dépassent pas une petite fraction de micromètre présente d'énormes difficultés. Une lacune tout aussi pardonnable est la zone d'ombre laissée dans l'interprétation physiologique entre la résonance de la membrane basilaire et la réponse des neurones auditifs. Certes, ils répondent vraisemblablement à la vibration locale. La position du pic de cette vibration contient l'information de fréquence que le cerveau a appris à extraire. Lorsque tel groupe de neurones répond, venant d'un endroit de la cochlée qui résonne à 1000 Hz, ceci indique que la fréquence est 1000 Hz. L'amplitude de la vibration locale détermine celle de la réponse des neurones concernés, qui renseigne sur l'intensité sonore.

Mais quels sont les phénomènes intermédiaires permettant la transduction, ce passage de l'information d'une nature vibratoire à une nature électrophysiologique ? Or ces phénomènes comportent plusieurs étapes, particulièrement raffinées chez les mammifères, mais déjà amorcées dans l'oreille interne d'êtres vivants moins évolués. Certaines étapes sont critiques dans la transformation des vibrations mécaniques en signaux électriques. D'autres permettent non seulement une résonance considérablement affinée, clé de la sélectivité en fréquences, mais aussi une résonance d'amplitude contrôlée, amplifiant les sons faibles tout en limitant les réponses aux sons intenses (une compression naturelle), et une résonance dont le temps de réponse est optimisé (avec un compromis entre filtrage élevé et résonance fine, mais temps de réponse lent, et filtrage réduit pour un temps de réponse accéléré). Ces étapes se traduisent par un comportement très particulier en fonction du niveau sonore, mais aussi par la création de distorsions intrinsèques, sources des sons de combinaison (dominés par le troisième son). Les représentations spectrales et temporelles qu'elles permettent sont d'une richesse bien plus grande que celle envisagée par Helmholtz, et la présence même de certaines étapes clés est révélée et reflétée par les sons de Tartini (mais pas par les sons de Romieu ni ceux de Sorge, ni ceux d'Helmholtz). Nous nous approcherons donc du cœur du mécanisme clé de l'audition, à la condition d'avoir comblé les lacunes laissées par le travail (non moins considérable s'il a laissé des lacunes) décrit dans le *Die Lehre von den Tonempfindungen als Physiologische Grundlage für die Theorie der Musik.*

Pour passer à la résolution de la question suivante, comment le passage de l'information se fait-il entre l'organe de Corti et les neurones auditifs, les premières expériences conduites à partir de la fin du dix-neuvième siècle ont tenté d'enregistrer les activités électriques du nerf cochléaire. La détermination de cette activité était importante pour vérifier si une théorie purement tonotopique était viable : la précision des résonances cochléaires pouvait-elle rendre compte de la discrimination fréquentielle dont est capable le système auditif central, notamment si les résonances de zones voisines, pas assez fines, se recouvraient en raison de l'amortissement induit par l'environnement liquide ? Chaque neurone auditif pouvait-il avoir une gamme de réponses en fréquences étroite, différente de celle des neurones voisins ? La théorie de la tonotopie d'Helmholtz était critiquée par des chercheurs proposant des hypothèses alternatives, comme celle selon laquelle le cerveau interprète les réponses des cellules sensorielles auditives sans avoir besoin que celles-ci aient bénéficié d'un filtrage par la membrane basilaire. Ceci éviterait au cerveau d'avoir à recomposer le son à partir des différentes composantes fréquentielles dans lesquelles la cochlée l'avait décomposé. Pour que les neurones puissent transporter une information non triée sur le plan fréquentiel, il fallait imaginer que leurs réponses suivent la structure temporelle fine des vibrations sonores, soit individuellement, soit en groupes. Ceci exigerait que les neurones parviennent à répondre avec une cadence de potentiels d'action assez élevée pour coder les fréquences audibles. Or celles-ci montent jusqu'à 20 000 Hz chez l'homme, et même, entre 40 et 90 000 Hz chez les petits mammifères.

Les électrodes placées de manière chirurgicale à proximité du nerf, puis dans le nerf chez l'animal de laboratoire, étaient censées détecter la cadence des décharges électriques des neurones (leurs potentiels d'action) lorsque l'oreille était stimulée. Le premier enregistrement publié sur des neurones auditifs de mammifère l'a été par le hollandais Buitendijk en 1911. C'est Wever et Bray, en 1930, qui soulèvent la première vague d'hypothèses en décrivant l'effet microphonique. L'expérience consiste à poser une électrode à proximité du nerf auditif, au voisinage de la fenêtre ronde de la cochlée. Ce type d'intervention appelée électrocochléographie se fait encore en routine clinique de nos jours, et selon la technique, une petite anesthésie locale peut être souhaitable, ou même pas. L'animal enregistré est anesthésié, placé dans une cabine insonorisée et protégée des parasites électriques. L'idée est de stimuler l'oreille par des sons contrôlés, et de détecter les réponses neuronales sous forme de décharges électriques. Pour travailler plus confortablement, l'amplificateur auquel est connectée l'électrode d'enregistrement est mis en relation avec un haut-parleur qui permet à l'opérateur d'écouter les signaux détectés sans être obligé de fixer des yeux un écran d'oscilloscope : l'activité neuronale devrait donner naissance à des crépitements aisément audibles. Or lorsque l'un des expérimentateurs se met à parler dans la cabine, sa parole est entendue, parfaitement restituée et non déformée, par l'autre expérimentateur resté au-dehors, et cela, seulement si l'animal entend bien. L'oreille de l'animal se comporte comme un microphone, ce qui pousse les expérimentateurs à nommer le potentiel enregistré le potentiel microphonique cochléaire.

Ce potentiel est d'abord interprété comme résultant de l'activité des neurones, et son existence soutiendrait la thèse qu'il n'y a pas besoin de tonotopie, mais que le nerf auditif transmet au cerveau des "volées" de potentiels d'action qui, individuellement, ne suivent pas la cadence des oscillations sonores (un neurone individuel ne peut décharger à une cadence plus élevée que quelques centaines de potentiels par seconde), mais collectivement, y parviennent sans grande distorsion. En fait plus tard, divers chercheurs, Derbyshire et Hallowell Davis en 1935 (Derbyshire 1935), puis Galambos et encore Hal Davis en 1943 parviennent à enregistrer véritablement les neurones, et ce de manière unitaire en 1943 (un seul neurone contribue à l'enregistrement), au moyen de microélectrodes extrêmement fines. Le phénomène découvert par Wever et Bray est dû à la réponse au son non pas des neurones, mais des cellules sensorielles. Plus précisément, le potentiel microphonique traduit principalement les courants électriques provoqués par le son à travers les cellules sensorielles de l'organe de Corti (il n'en comporte pas moins une petite composante dite "neurophonique" associée aux bouffées de décharges dans le nerf auditif). Ces courants sont rendus possibles par deux particularités :

1. Il existe une différence de potentiel entre l'endolymphe, le liquide dans lequel baignent les sommets des stéréocils, qui sont les microvillosités dépassant des sommets des cellules sensorielles dites ciliées, et l'intérieur de ces cellules.

2. Il existe des canaux ioniques au niveau des stéréocils, qui s'ouvrent et se ferment sous l'effet des vibrations de l'organe de Corti en réponse au son.

Lorsque les canaux dits de transduction mécanoélectrique s'ouvrent, poussés par la différence de potentiel entre endolymphe et intérieur des cellules, les ions notamment potassium, présents en abondance, circulent à travers les canaux et dépolarisent les cellules. Le potentiel endocochléaire qui règne dans l'endolymphe a été découvert par von Békésy en 1952. La concentration très élevée de l'endolymphe en ions potassium l'a été en 1954 par Smith et collègues (historique complet dans Köppl 2018).

Avant de poursuivre en rappelant ce que les enregistrements des neurones auditifs nous apprennent de la tonotopie cochléaire et de la possibilité de coder aussi la fréquence par la cadence des potentiels d'action (une synthèse entre les vues d'Helmholtz et de Seebeck), il est très intéressant de s'attarder sur l'utilisation par Wever du potentiel microphonique (qui donne un accès indirect aux courants de transduction mécanoélectrique dans la cochlée) pour étudier la distorsion cochléaire et le fameux troisième son. Wever et Lawrence observent que les réponses cochléaires à un mélange de sons f1 et f2 sont distordues, écrêtées et déformées, avec génération de composantes fréquentielles multiples, f2-f1, 2f1-f2 (voir chapitres 5 et 7), etc. Ils mesurent systématiquement leurs tailles relatives, et notamment leur croissance avec le niveau des stimuli, soit lorsque les niveaux de f1 et f2 croissent en même temps, soit lorsque l'un des deux niveaux croit tandis que l'autre est maintenu fixe. Ils décrivent deux caractéristiques importantes, lourdes de sens pour le troisième son de Tartini:

1. Chacune des distorsions croit avec une pente caractéristique : la distorsion quadratique à f2-f1 croît de deux décibels (voir appendice 2) lorsque les stimuli à f1 et f2 croissent d'un décibel chacun. En unités de pression, la distorsion quadratique augmente comme le carré de l'intensité commune aux deux stimuli. La distorsion cubique (celle à 2f1-f2, ou celle à 2f2-f1), croît comme le cube de l'intensité commune aux deux stimuli, ou encore, de 3 dB par dB. Ceci confirme les prédictions d'Helmholtz (dans l'appendice 10 de son livre).

2. Une distorsion donnée est maximum lorsque les niveaux des deux stimuli sont équilibrés. Lorsqu'un stimulus est beaucoup plus fort que l'autre, la distorsion tend à diminuer. Tartini entendait mieux le troisième son à mi-chemin entre les deux musiciens qui jouaient, l'un f1, l'autre f2.

Nous reviendrons sur ces observations en décrivant les travaux de Goldstein en 1967 puis de Barral et Martin (Barral 2012) dans le chapitre 7. Ces travaux vont considérablement nuancer la caractéristique numéro un en modifiant la mesure des pentes de croissance caractéristiques. Sans déflorer le sujet, il faudra se souvenir de ce que le potentiel microphonique, certes comme nous l'avons vu plus haut, traduit bien les courants électriques provoqués par le son à travers les cellules sensorielles de l'organe de Corti. Mais ce ne sont pas les cellules sensorielles à résonance qui contribuent le plus, c'est plutôt celles qui sont proches de l'électrode d'enregistrement, donc proches de la base cochléaire qui résonne seulement aux fréquences sonores très élevées. Et pour la perception, comme pour la production du troisième son, c'est la résonance qui compte.

En attendant de comprendre la transduction mécanoélectrique à résonance, qui nécessitera les techniques de physiologie auditive des années 1990, une longue période a été consacrée à affiner la compréhension du mécanisme de tonotopie cochléaire en effectuant des mesures intracochléaires de la manière dont les ondes sonores font vibrer la membrane basilaire. Entre 1930 et 1950, Békésy surmonte le tour de force nécessaire pour mesurer les vibrations intracochléaires et effectue des séries d'observations finalement couronnées en 1961 par le Prix Nobel. Békésy, initialement physicien et spécialiste de la propagation des ondes électromagnétiques, travaille soit sur des préparations de cochlée d'animal, soit sur des modèles agrandis à l'échelle, de type "camera acoustica". Ces derniers lui permettent d'analyser finement, grâce à un éclairage stroboscopique pour ralentir les oscillations apparentes, les vibrations d'une membrane agrandie simulant les propriétés de la membrane basilaire, étroite et épaisse d'un côté, large et fine de l'autre, séparant deux compartiments remplis de liquide. Sur la cochlée réelle, Békésy est obligé d'utiliser des stimulations extrêmement intenses pour observer des vibrations mesurables en microscopie optique, avec des niveaux de l'ordre de 140 décibels (en prenant comme 0 de l'échelle en décibels le seuil auditif) dont on sait qu'ils sont destructeurs des cellules sensorielles. Le niveau maximum tolérable brièvement est plutôt de l'ordre de 120 dB, qui met en jeu des pressions 10 fois inférieures, et des énergies acoustiques 100 fois inférieures.

Ce que Békésy observe est une onde de surface qui se propage sur la membrane basilaire. Si la membrane basilaire présente bien un maximum d'amplitude de vibration à un endroit dépendant de la fréquence, ce qui valide le principe de codage positionnel d'Helmholtz, la vibration s'établit de proche en proche le long de la membrane basilaire, en partant de l'entrée de la cochlée pour se développer, d'abord à quelques centaines de mètres par seconde avant de ralentir à une dizaine de mètres par seconde pour atteindre son maximum et s'arrêter un peu plus loin. Cette onde propagée est lente… le son, lui, voyage dans les liquides cochléaires à 1500 mètres par seconde, atteint donc presque instantanément les cellules sensorielles, mais les vibrations qu'il provoque ne les stimulent pas, étant perpendiculaires à la direction excitatrice des stéréocils de ces cellules. Les "cordes" du piano d'Helmholtz sont en fait des éléments de cochlée, comprenant une "tranche" de membrane basilaire et l'organe de Corti local qui lui est associé, et chaque tranche est couplée longitudinalement à ses voisines, contrairement à ce qu'Helmholtz supposait. Lorsqu'elle se déplace sous l'effet du son, la membrane basilaire déplace les liquides alentour (la "couche limite" en langage physique), ce qui contribue à faire mobiliser la tranche voisine moins rigide située du côté apical, c'est-à-dire plus proche du sommet de la spirale cochléaire. Dans ce mode de vibration, les sons complexes sont bien décomposés en leurs fréquences constitutives, mais la base de la cochlée vibre à toutes les fréquences inférieures à sa fréquence de résonance : la décomposition est moins radicale que celle d'Helmholtz. Deux sons mélangés peuvent donc interférer dans la cochlée, et produire un troisième son, ce n'est plus anathème ! Ce qui pose question est que la vibration induite par deux sons mélangés, selon Békésy, se propage toujours de la base vers le sommet de la spirale cochléaire. L'idée que la cochlée puisse renvoyer des vibrations vers le conduit auditif externe semble absurde. A ce titre, une grosse surprise est en réserve. Mais on peut dire que le prix Nobel de Békésy conclut en beauté une quête qui aura duré des siècles et qui relie l'anatomie et la physiologie de base de l'oreille interne, celle de la décomposition d'un son en ses composantes pures.

Et comme souvent en sciences, sitôt qu'on croit la page "tonotopie" tournée, une contradiction rend perplexes les physiologistes et relance une série de recherches. Les données expérimentales de Békésy montrent une tonotopie peu précise, une conséquence de la viscosité des liquides cochléaires qui affecte les résonances en diminuant leur précision et leur sensibilité. Or les tests perceptifs comme les mesures objectives effectuées sur les neurones montrent une fantastique sensibilité jointe à une précision fantastique de l'analyse en fréquences, performances qui laissent supposer un amortissement très faible. Qu'est-ce qui compense le frottement visqueux des liquides de la cochlée ? Thomas Gold, en 1948, pense connaitre la réponse, mais Békésy ne le croit pas. Békésy est prix Nobel, Gold radioastronome donc outsider. De plus, ses tentatives expérimentales échouent. Il va falloir trente années supplémentaires pour que le coup de théâtre se produise, sous forme de la preuve que les vibrations dans la cochlée peuvent ne pas être amorties…

Chapitre 5 - Distorsions, l'endroit et l'envers d'une médaille

Pendant des siècles, la théorie physiologique de la musique a privilégié les consonances, les rapports privilégiés entre intervalles et les notions d'harmonicité pour en retirer l'image d'un monde sonore idéal. Même si Tartini évoque brièvement les intervalles faisant intervenir des rapports de fréquences irrationnels, la quasi-totalité des expériences produisant le troisième son ont été réalisées avec des sons primaires choisis avec soin pour leurs relations fréquentielles privilégiées. Même Helmholtz, malgré ses qualités d'expérimentateur objectif, n'utilise dans ses publications sur les sons de combinaison que quelques couples de fréquences, six selon Max F.Meyer (1954), tous distingués comme ceux généralement choisis par Tartini par leur signification esthétique pour la musique, "ce qui confond l'analyse sensorielle avec la notion de beauté musicale". Cependant Max Meyer remarque justement que dans le domaine de la vision, les théories de la vision des couleurs ont su avec profit évoluer indépendamment de l'esthétique visuelle, bien avant Helmholtz.

Dans l'histoire des sciences, les exemples ne manquent pas d'une prise de position purement philosophique imposant qu'un mécanisme soit beau ou expliqué par une belle solution, sans nécessairement que l'on ait les moyens de définir ce qui est beau et ce qui ne l'est pas. Il est clair que la présupposition que le mouvement des planètes dans le système solaire ne pouvait être que circulaire parce que le cercle était "la plus belle" trajectoire imaginée à l'époque, n'a pas été source de progrès scientifique. Il a fallu Johannes Kepler pour montrer que l'hypothèse de trajectoires elliptiques permettait une solution générale et des prédictions exactes (pour preuve, Le Verrier publiant la position de Neptune le 31 aout 1846 avant que qui que ce soit ne l'ait jamais observée. Et Neptune se trouvait exactement là, comme vérifié par Galle le 23 septembre suivant). A l'inverse, la notion de symétries dans la classification des particules élémentaires a abouti de fait à la découverte de particules alors inconnues, par le simple impératif d'éviter la présence de trous dans un "beau" tableau de classification ("beau" voulant dire, obéissant à un principe de symétrie aussi extensif que possible). S'il y avait une case inoccupée, c'est qu'une particule s'y cachait et il fallait la chercher là, plutôt que de renoncer au principe d'une symétrie… Et ce raisonnement a été couronné de succès avec à la clé l'unification de trois interactions fondamentales, forte, faible et électromagnétique, sur les quatre existantes (Gell-Mann 1995).

La présentation ci-dessus qui oppose le beau et le rigoureux frôle le sophisme, car le calcul d'Urbain Le Verrier sur les perturbations de l'orbite d'Uranus par un objet lourd a été très laborieux. La découverte d'une planète exactement à l'endroit prédit représente un exploit dont la beauté repose en grande partie sur la réalisation que la prédiction a exigé une obstination extrême à travailler sur des notions peu gratifiantes pour le public non initié. Cependant, dans le domaine de l'audition, la notion de "beau" attaché à la musique a failli cantonner l'étude du sens de l'ouïe à l'anecdotique. Il a fallu attendre Joseph Sauveur (1653 – 1716) à la fin du dix-septième siècle pour que soit créée de toutes pièces la discipline de l'acoustique. Selon Sauveur lui-même et en respectant l'orthographe de l'époque, "*J'ay donc crû qu'il y avoit une science supérieure à la Musique, que j'ay appelée Acoustique, qui a pour objet le Son en général, au lieu que la Musique a pour objet le Son en tant qu'il est agréable à l'oüie*". Magnifique discernement et tournant décisif. Paradoxe ou explication, Sauveur avait été considéré comme muet pendant son enfance et à l'âge adulte, gardait une difficulté d'élocution et une audition incertaine au point de devoir recourir à l'aide de musiciens pour certaines expériences. Ceci explique peut-être son goût pour les méthodes quantitatives comme celle, systématisée par lui, de déterminer l'écart entre une fréquence inconnue et une fréquence de référence en chronométrant leurs battements. Le même souci de rigueur a engendré la théorie physiologique de la musique d'Helmholtz.

Malgré tout, l'idée d'un troisième son émergeant naturellement des propriétés des sons, et pourtant dérangeant l'ordre harmonieux des mélodies, est restée implicitement choquante jusqu'à ce que Reinier Plomp (Plomp 1965) explique que les niveaux des sons de combinaison étaient mesurables rigoureusement (il venait de le faire), et le plus souvent totalement négligeables devant ceux des sons primaires, ce qui les rendait inaudibles pour des oreilles non entraînées (donc non perturbants) aux niveaux usuels d'écoute . [7]

Dans le même article très approfondi de Plomp, celui-ci règle son compte à la confusion fréquente entre les phénomènes de son de combinaison et de fondamental manquant. Au chapitre 2, nous avons évoqué une alternative au cadre du troisième son pour expliquer les propriétés des sons décrits par Romieu et Sorge, non possédées par les sons de Tartini. Plomp explique qu'il y a deux phénomènes distincts lorsque deux sons de fréquences f1 et f2 harmoniques sont choisis (figure 11) :

- la création d'un son de combinaison de différence, f2-f1 (nous allons voir plus loin la formule qui le démontre),
- la perception cérébrale du fondamental manquant, qui est à f2–f1 aussi, si f1 et f2 sont deux harmoniques consécutifs du **même fondamental** (par exemple, f1 = 3f0; f2 = 4f0, f2-f1 est bien égal à f0.

Le son de combinaison de différence et le fondamental dans le percept du fondamental manquant coïncident sur le plan de la hauteur. Mais pas sur le plan de l'intensité : le son de combinaison n'a pas le niveau requis pour induire le phénomène. Selon cette explication de Plomp, lorsque Romieu entendait un fondamental nettement plus fort que les primaires comme il l'a rapporté, ce n'était pas le son de combinaison qui parvenait à ses

[7]Inaudibilité par des oreilles non entrainées veut seulement dire qu'un auditeur naïf ne remarque pas spontanément la présence des composantes spectrales correspondant au troisième son. La notion que ces composantes confèrent un timbre intéressant aux sons qui interviennent dans un morceau de musique est très différente. Elle est défendue par beaucoup de musicologues, comme le rappellent Caselli, Masetti et Cecchi dans leur article très approfondi sur Tartini, le troisième son et ses bases physiologiques et musicales (Caselli 2018). Ils citent Paul Hindemith (1942) du côté des compositeurs, et Goldstein (1967) de celui des psychophysiciens, comme auteurs ayant insisté sur l'intérêt esthétique des sons de combinaison. De toute façon, les partitions de Tartini qui bénéficient encore d'enregistrements accessibles au public fournissent d'innombrables exemples sonores évidents.

oreilles, mais le percept du fondamental manquant qui se créait dans ses voies nerveuses.

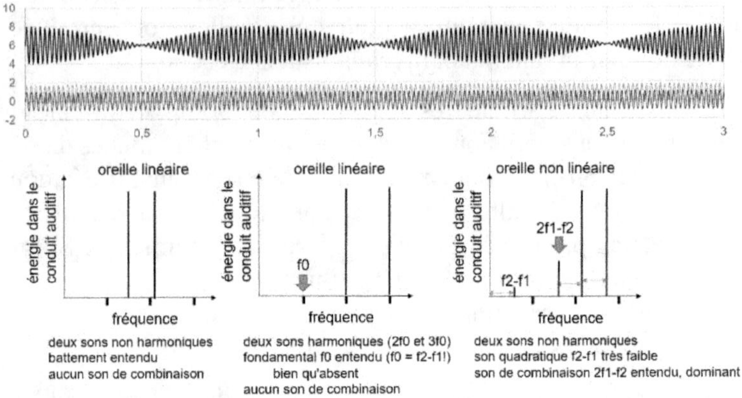

Figure 11: En haut, battement produit par addition de deux ondes sinusoïdales de fréquences f1 et f2 légèrement différentes représentées juste en dessous, tantôt en phase (aux temps 0, 1, 2 et 3) et tantôt en opposition (aux temps 0,5, 1,5 et 2,5). Les trois diagrammes en bas représentent le spectre énergétique du son dans le conduit auditif, selon que l'oreille est linéaire (sourde) ou non-linéaire (normale). Un fondamental est perçu (au centre) lorsque les deux stimuli sont harmoniques de ce fondamental alors qu'il est énergétiquement absent. Il est perçu, car les décharges neuronales produites par les sons à f1 et à f2 ont tendance à être périodiques avec une période qui est celle du fondamental arithmétique. Pour que le "terzo suono" à 2f1-f2 soit perçu (à droite), les deux sons primaires n'ont pas besoin d'être harmoniques, mais l'oreille doit être normale, et le "terzo suono" est réellement présent.

Ces considérations remettent de l'ordre dans l'analyse des différents phénomènes. Tous sont des distorsions, au sens technique du terme. On émet deux sons purs, l'auditeur en entend un troisième absent de ce que les sources ont émis, et en analysant bien, non pas un, mais plusieurs "sons" de combinaison. Mais certains sont physiquement présents dans l'onde sonore qui atteint la cochlée, d'autres résultent du traitement neural de l'information.

Pour expliquer le phénomène de sons de combinaison, on voit donc s'opposer deux explications (sons réels audibles ou interprétations par le système nerveux auditif) pendant toute la période d'un siècle qui sépare les premières publications de l'étude d'Helmholtz. De par l'envergure d'Helmholtz, son travail marque un tournant, mais pas la fin du débat, qui renait au milieu du vingtième siècle avec de nombreux rebondissements.

Une fois de plus, la chronologie est instructive, car elle met en scène de nombreux scientifiques, dont certains de grand renom. Certains relevaient les aspects les plus typiques de l'onde sonore et en soulignaient les analogies avec l'onde lumineuse, comme Thomas Young (1800). Comme des ondes de lumière, les sons peuvent, en interférant, former des patterns complexes modulés en amplitude. Parmi les premiers à tenter d'expliquer les sons de combinaison (terme introduit par Vieth en 1805, Thomas Young ayant déjà confirmé la possibilité d'en entendre plus d'un alors que Tartini n'en décrivait qu'un seul...), Gustav Hällström en 1819 propose que le troisième son engendré par l'interaction des deux primaires crée d'autres sons de combinaison d'ordre supérieur. Une fois créé, un son de combinaison d'un ordre donné se combinant avec chacun des sons primaires initiaux, produit à son tour un son de combinaison d'ordre supérieur, et ainsi de suite. Autrement dit, le troisième son devient un bouquet spectral.

Toutefois, le son correspondant à la différence entre les deux fréquences primaires reste celui qui monopolise la discussion. La confusion règne même quant à l'expression mathématique de la fréquence du troisième son. Or celle-ci est critique, car dans le cadre récapitulé par Plomp, cité plus haut, il y a deux phénomènes perceptifs sous-tendus par deux formules différentes. Jusqu'à Hällström, parce que la plupart des expérimentateurs (sauf de temps en temps Tartini) ont utilisé des sons primaires harmoniques, par exemple, mf et nf avec m et n entiers, f étant une fréquence donnée, on attribue au troisième son la hauteur du plus grand diviseur commun des fréquences génératrices, c'est-à-dire celle de f. Mais Hällström rectifie cette erreur et montre à l'aide de formules trigonométriques simples que le mélange de deux sons quelconques de fréquences f1 et f2 est une sinusoïde à la fréquence moyenne (f1+f2)/2, modulée par un battement à la fréquence différence, f2-f1. Lorsque f1 et f2 sont distantes de quelques hertz, le battement s'entend comme un vibrato appliqué à un ton de fréquence f1+f2/2, vibrato dont on peut mentalement compter le nombre par seconde. Lorsque f2 est variable et f1 fixe, le cas de deux violons que leurs instrumentistes accordent, f2 est accordée à f1 lorsque le vibrato disparait.

Que se passe-t-il lorsque le vibrato monte en fréquence et qu'on n'arrive plus à évaluer le nombre de modulations par seconde ? Sous l'influence d'Hällström à partir de 1832, une première école explique que le son de combinaison *est* le vibrato, reconnu comme un ton à part entière séparé de sa "porteuse" (f1+f2)/2. Cette théorie des battements a eu la préférence de nombreux scientifiques, Lagrange, Thomas Young, Chladni, Preyer et Koenig, le facteur d'instruments de mesure. Mais la particularité d'un battement est qu'il n'existe pas d'énergie acoustique à la fréquence du battement, l'énergie étant portée exclusivement par les deux primaires. Le battement est un phénomène mathématique liée à l'addition des deux sinusoïdes, qui engendre une modulation d'enveloppe: sur un graphe, rien d'autre qu'un artefact visuel (figure 11). Ceci entraine implicitement que l'audition du battement comme un son alors qu'il n'y a pas d'énergie sonore dans le monde physique a besoin d'être une création du cerveau, une illusion…

Ceci choque Georg Ohm, à l'origine en 1843 de la deuxième école, basée sur l'analyse des sons par décomposition dans l'oreille interne inspirée par le mathématicien Fourier. Joseph Fourier a établi que tout son périodique est décomposable en une somme de sinusoïdes de fréquences différentes (une série de Fourier), chacune avec une amplitude (et donc, une énergie) donnée par une formule démontrée par Fourier. Un son, aussi complexe soit-il, possède un spectre énergétique de fréquences qui en définit toutes les propriétés. La loi d'Ohm en acoustique est qu'un son pur de fréquence f est audible seulement en tant que composante d'un son complexe contenant la sinusoïde à la fréquence f dans son spectre.

L'étude des sons de combinaison offre un point de départ à Helmholtz pour tester sa conception du fonctionnement de l'oreille interne et vérifier qui d'Ohm ou Hällström a raison[8]. C'est pourquoi, dès 1855-56, Helmholtz publie sur les sons de combinaison. Rapidement, son travail prend une ampleur historique et aboutit à la proposition d'une réalisation biologique de la décomposition des sons en série de Fourier. Le livre sur la théorie physiologique de la musique est publié (Helmholtz 1863).

Dans la cochlée, la membrane basilaire, par sa batterie de résonateurs, décompose les sons complexes de par le fait que chaque composante sinusoïdale fait vibrer un endroit précis de la membrane basilaire de la cochlée. A cet endroit émerge la sensation associée à la fréquence correspondante. Un battement qui ne contient pas d'énergie à sa fréquence ne peut produire de vibration de la membrane basilaire à l'endroit résonnant à la fréquence du battement, donc il ne peut y avoir de sensation de ton audible[9].

---

[8] Au passage, mais le détailler nous éloignerait du sujet précis qui est Tartini, Ohm et Seebeck s'affrontent sur deux vues diamétralement opposées et Helmholtz, prenant position pour Ohm, s'oppose donc vigoureusement à Seebeck… or l'évolution de la physiologie de l'audition au vingtième siècle rétablira les thèses de Seebeck ! Les démarches scientifiques concurrentes sont très clairement expliquées par l'historien des sciences R. Steven Turner (1977) cité dans la liste des références.

[9] On sait maintenant que ce que le système auditif détecte dépend de l'écart entre les deux fréquences qui battent. Lorsqu'elles sont proches, la modulation d'amplitude est perçue. Les deux vibrations affectent le même endroit de la cochlée et sont codées par les mêmes neurones. A chaque renforcement de l'enveloppe de vibration des deux sons, on entend plus fort, et à chaque annulation, plus faible. En revanche, lorsque l'écart en fréquence dépasse une largeur critique, celle des filtres auditifs, chaque son donne des vibrations à un endroit suffisamment éloigné de l'autre dans la cochlée pour faire répondre une population neuronale différente. Chacun des sons battants est entendu comme une entité séparée et stable (avec sa hauteur et son amplitude bien définies), on dit que les deux sons sont résolus.

Si un son de combinaison est audible, c'est forcément parce que de l'énergie a été créée à sa fréquence, et selon la conception d'Helmholtz, ça ne peut pas être dans la cochlée, car dans la cochlée, les primaires f1 et f2 font vibrer des zones séparées. Dans cette logique, la génération du troisième son doit avoir eu lieu en amont de la cochlée. Et pourquoi cette propriété que la fréquence d'un son de combinaison est parfaitement prévisible sous la forme d'une combinaison des deux fréquences primaires, avec des coefficients entiers ? Helmholtz apporte une explication mathématique simple, générique et très convaincante, presque complète, comme suit.

Non-linéarités, un peu de formalisme mathématique (de niveau lycée)

Tout système qui ne se contente pas de multiplier la fonction d'entrée par un nombre constant, indépendant de la fréquence ou du niveau d'entrée, et également indépendant du temps, distord l'entrée. Pour le son, les entrées dans la cochlée sont les sinusoïdes de la décomposition en série de Fourier du son.

Que devient une sinusoïde lorsqu'elle est traitée par un système non linéaire ? Certains systèmes de reproduction sonore ont une action mineure en se contentant de renforcer certaines fréquences du spectre par rapport à d'autres, souvent pour compenser une perte de sensibilité auditive, et on les appelle des égaliseurs. La sinusoïde reste alors une sinusoïde, mais son amplitude peut être modifiée selon sa fréquence. D'autres systèmes effectuent un contrôle automatique du gain en augmentant ou diminuant l'amplification globale du son (le volume) en fonction d'événements extérieurs. Ces dispositifs sont assez neutres sur le plan de la qualité sonore et du timbre. La plupart des non-linéarités, cependant, ont une action sur la qualité sonore ou le timbre en modifiant chaque sinusoïde composant le son lorsque son excursion dépasse une certaine limite, notamment en l'écrêtant. On dit que ces systèmes présentent une saturation instantanée, qui les empêche de délivrer un signal de sortie dépassant une certaine amplitude.

Malgré la variété quasi infinie des processus capables d'engendrer des non-linéarités instantanées, les sons représentés par des sinusoïdes distordues présentent des propriétés génériques assez simples. La première est que la déformation est périodique, avec la même période que la sinusoïde ou une période fractionnaire de celle-ci, par exemple moitié si la non-linéarité affecte la vibration sinusoïdale quand sa valeur absolue dépasse une certaine limite, ce qui se produit deux fois par période de base. En première approximation, une fonction de transfert (c'est-à-dire, le quotient entre l'amplitude de la sortie d'un système de traitement, y, et celle de son entrée x, qui pour un système linéaire, donne une valeur constante k) peut être développée en série, pour écrire y sous la forme :

$$y = k\,x + \alpha\,x^2 + \beta\,x^3 + \gamma\,x^4 + \ldots$$

Lorsque x reste petit, les termes suivant le premier et d'ordres progressivement croissants en puissances de x sont de plus en plus petits, et peuvent être négligés au bout d'un certain ordre. Par exemple, si x vaut 0,1, ou un dixième, x^2 vaut 0,01, un centième, et x^3, un millième, si bien que la série peut être limitée rapidement, à des fins simplificatrices. Les développements en série sont un corollaire du calcul infinitésimal, développé à l'époque d'Isaac Newton et Gottfried Wilhelm Leibnitz, pendant la deuxième moitié du dix-septième siècle. La plupart des fonctions de la vie quotidienne admettent un développement en série facile à calculer et qui les représente très précisément.

Si x est une fonction sinusoïdale du temps, $x = A \sin 2\pi ft$ (où A est l'amplitude, f la fréquence et t la variable temps), qui représente la pression acoustique associée à un son pur, le son produit par le système non linéaire à travers lequel ce son pur est traité contient, d'après la formule ci-dessus, une série de termes en $\sin^2 2\pi ft$, puis $\sin^3 2\pi ft$, et ainsi de suite, de plus en plus petits. Une des formules de trigonométrie qu'on apprend au lycée permet de décomposer les fonctions sinus au carré en un sinus simple, mais à la fréquence double, 2f. De même, les fonctions sinus au cube se décomposent en sinus simples, dans lesquels intervient cette fois la fréquence initiale f, mais aussi le triple de cette fréquence, 3f. La présence de non-linéarités se traduit donc par celle d'harmoniques dans le son émis par le système, même lorsque le son initial était pur. Cette présence enrichit le timbre. Normalement l'harmonique 2 (issue du terme sinus au carré dit quadratique) est la plus intense, alors que l'harmonique 3 (dite cubique) est moindre et les harmoniques plus hautes, négligeables au début.

Lorsque le son traité par un système non linéaire est composé d'une superposition de deux sons purs, la pression sonore est donnée par la somme de deux sinus aux fréquences f1 et f2 :

$$x = A1 \sin 2\pi f1\, t + A2 \sin 2\pi f2\, t$$

La formule indiquée plus haut permet de prédire ce que devient cette somme en sortie du système. Elle fait apparaitre, par ses termes non linéaires en x^2 et x^3 (respectivement quadratique et cubique), des produits croisés des sinus aux deux fréquences, en plus des termes sinus carré et sinus cube aux fréquences f1 ou f2 que l'on rencontrait dans le cas précédent, avec un seul son pur. Dans le terme quadratique, il y aura un produit $A1 \sin 2\pi f1t\ .\ A2 \sin 2\pi f2t$. On peut transformer ce terme "produit de sinus" en une somme de sinus et cosinus, de la forme $\sin 2\pi(f2+f1)\, t$ et $\sin 2\pi(f2-f1)\, t$. Ce terme quadratique contient donc des fréquences supplémentaires dites d'intermodulation, f2-f1 et f2+f1, la différence et la somme des deux fréquences initiales qu'on peut appeler intermodulations quadratiques.

Lorsqu'on utilise les formules plus compliquées qui s'attaquent aux termes cubiques, notamment $A1^2 \sin^2 2\pi f1t\ .\ A2 \sin 2\pi f2t$ et $A1 \sin 2\pi f1t\ .\ A2^2 \sin^2 2\pi f2t$, un calcul à peine plus laborieux transforme ces produits en sommes de sons aux fréquences nouvelles 2f1-f2, 2f1+f2, f1+2f2, etc., qu'on peut appeler intermodulations cubiques (les amateurs de règles mnémotechniques remarquent que les coefficients qui affectent f1 et f2 ont toujours pour somme 3, chiffre auquel se réfère le mot "cubique"). Au final, la sortie d'un système non linéaire qui reçoit en entrée une superposition de deux sons purs forme un "peigne" spectral (voir plus loin la figure 15), constitué non seulement des fréquences des sons purs d'entrée, mais aussi des intermodulations quadratiques, cubiques, bicarrées (4f1, 3f1-f2, 2f2-2f1, 2f2+2f1, 3f2-f1, 3f1+f2, 3f2+f1, 4f2, etc.), et ainsi de suite. On remarque qu'elles sont espacées régulièrement, séparées par un intervalle f2-f1 répété de proche en proche autant de fois que souhaité. Par exemple, 2f1-f2 = f1-(f2-f1), et 3f1-2f2 = f1 – 2 (f2-f1).

La variation des amplitudes des différents termes d'intermodulation en fonction de l'amplitude du son d'entrée (lorsqu'on fait varier les deux amplitudes des deux sons initiaux par le même facteur multiplicatif N), est également prévue par la formule ci-dessus. La prédiction de cette formule est très simple, l'amplitude du terme linéaire est proportionnelle à celle du son d'entrée et au facteur N qui la fait varier. L'amplitude des termes d'intermodulation quadratique varie en N^2 : multipliée par 0,01 lorsque N vaut 0,1, mais par 4 lorsque N vaut 2. L'amplitude des termes d'intermodulation cubique varie en N^3 : multipliée par 0,001 lorsque N vaut 0,1, mais par 8 lorsque N vaut 2. Les distorsions d'intermodulation ordinaires émergent de plus en plus, par rapport aux sons qui leur donnent naissance, au fur et à mesure que le niveau sonore augmente. Le raisonnement d'Helmholtz est que l'oreille (l'oreille moyenne dans son esprit, car il n'imaginait pas que l'oreille interne puisse distordre de quelque manière que ce soit) obéit à la formule ci-dessus et donc, que les sons de combinaison aux niveaux moyens sont dominés par les termes quadratiques de différence (déjà décrits par Sorge, Romieu et croyait-il, entendus par Tartini, mais mal évalués) et de somme. Il revendique d'être le premier à avoir observé le son de combinaison f2+f1 (il restera le seul…).

La grosse surprise est que l'oreille interne en bonne santé est l'unique élément distordant de la chaine auditive, et qu'elle ne distord pas selon la formule ci-dessus. Les surprises qui en découlent sont que :

- les sons de combinaison de l'oreille de mammifère ne sont pas dominés par les termes quadratiques, mais par les termes cubiques (et donc, si des sons de combinaison sont dominés par les termes quadratiques, ils ne sont pas produits par l'oreille interne, mais à l'extérieur du corps, là où évidemment de nombreuses sources de non-linéarité existent, de manière assez banale),

- le son quadratique de somme n'est pas endogène,
- les distorsions d'intermodulation endogènes audibles n'"émergent" pas quand le niveau sonore augmente, mais restent en rapport d'intensité fixe vis-à-vis des sons qui leur donnent naissance.

Ces quatre surprises n'en sont pas si on se réfère à la théorie la plus récente du fonctionnement de l'oreille, et à l'expérimentation portant sur la touffe de stéréocils d'une cellule sensorielle isolée, le plus petit élément capable d'assurer la transduction mécanoélectrique d'une vibration. Une cinquième surprise (qui n'en est plus une si on admet que les pouvoirs d'expérimentateur de Tartini étaient exceptionnels) est que les observations de Tartini les corroborent toutes !

Mais quand on veut examiner la notion de distorsion de la manière la plus générale possible, et pas seulement en termes de formes d'ondes sinusoïdales qui subissent des déformations, la définition qu'il convient d'adopter est que dans un système acoustique distordant, le son de sortie contient des éléments qui n'étaient pas présents dans le son d'entrée. Cette définition inclut deux situations nouvelles par rapport aux sons de combinaison. Dans la première situation, il n'y a pas de son à l'entrée et pourtant, un son apparait en sortie. La deuxième situation examine le cas de sons présents en sortie de système de manière nettement décalée dans le temps par rapport aux sons à l'entrée. Les deux situations ne sont pertinentes pour la physiologie, bien évidemment, que si elles se produisent dans une oreille vivante, mais pas dans une oreille morte (ou sourde, et *a fortiori* pas dans un système acoustique inerte – par exemple, un son qui apparait en sortie de système de manière décalée dans le temps ne doit pas être un simple écho banal, résultant d'une réflexion sur un obstacle, et décalé dans le temps uniquement parce que le retour de l'écho au point de départ se fait à vitesse de propagation finie) et de préférence, que si elles sont propres à chaque oreille et différentes d'une oreille à l'autre.

L'histoire de ces distorsions particulières commence avec l'examen des résultats de Békésy, notamment ses profils de vibration le long de la membrane basilaire, comme nous l'avons vu au chapitre précédent, une version raffinée des résonateurs de Helmholtz avec la notion d'onde propagée. Contrairement au schéma d'Helmholtz, les éléments successifs de la membrane basilaire sont couplés longitudinalement. Et l'onde propagée de Békésy voyage de la base à l'apex en passant par un maximum d'amplitude. Ce maximum est peu ample et voit sa finesse limitée par les frottements des structures vibrantes de l'oreille interne au sein du liquide visqueux contenu dans la cochlée. Les profils de Békésy sont trop amortis pour expliquer la finesse de discrimination de l'oreille normale, ou sa sélectivité en fréquences. On ne doit pas oublier que Békésy ne pouvait visualiser les vibrations de la membrane basilaire, au moyen d'un éclairage stroboscopique, que s'il utilisant des niveaux de stimulation de 140 dB ou plus. Ces niveaux étaient lésionnels pour les cellules sensorielles auditives, et au microscope, Békésy voyait d'ailleurs des tourbillons au sein du fluide intracochléaire : de véritables tornades à l'échelle cellulaire. En tout cas, comment expliquer la finesse de l'oreille en termes de perception des hauteurs ? Une première idée était celle d'un "second filtre" interposé entre la cochlée et le cerveau, mais personne ne parvenait à en trouver une trace. Sa recherche a même été abandonnée lorsque les mesures de Békésy ont pu être refaites de manière de plus en plus raffinée à des niveaux faibles et sur des cochlées intactes. Elles ont abouti à révéler une onde propagée extrêmement peu amortie, comme si les frottements visqueux au sein des liquides cochléaires n'existaient pas. Il apparaissait clair que les mesures de Békésy avaient entrainé des lésions cellulaires, mais que les mesures raffinées avaient préservé l'intégrité cellulaire, donc, que la finesse de l'onde propagée exigeait l'intégrité cellulaire. Oui, mais pourquoi, quelle pouvait être l'action exercée par les cellules sensorielles auditives ?

Or, une idée alternative de celle du deuxième filtre avait été émise pour expliquer la finesse des vibrations cochléaires, et non seulement leur finesse, mais aussi leur sensibilité. Thomas Gold dès 1948, soulignait qu'un rétrocontrôle positif pour compenser les pertes par frottement, qui constitue un véritable amplificateur, permettait très efficacement aux résonances d'un système d'être fines et amples. C'est ce procédé qu'il utilisait pour détecter des astres très lointains au moyen de dispositifs électroniques de qualités initiales médiocres. Pionnier de la radioastronomie des objets éloignés de milliards d'années-lumière, il n'avait pas beaucoup d'expérience de l'audition.

Gold étayait son hypothèse par une intuition subtile, mais hélas en partie erronée : il savait que le prix à payer pour un rétrocontrôle positif est l'instabilité du système équipé d'un tel dispositif, et il pensait que les acouphènes étaient dus à l'instabilité de la cochlée amplificatrice. Il a donc tenté d'enregistrer les acouphènes, qu'il pensait être des sifflements véritablement acoustiques émis par les oreilles des sujets se plaignant d'acouphènes. Pour cela il utilisait un petit microphone placé dans leurs conduits auditifs. Il a échoué, car le plus souvent les sujets acouphéniques sont aussi atteints d'une surdité (donc leurs cellules sensorielles auditives fonctionnent mal) pour les fréquences où se produit l'acouphène. Donc, leur amplification (car cette notion existe, nous allons le voir plus loin) ne fonctionne pas. En fait, la plupart des acouphènes sont des illusions d'origine neuronale lorsque les neurones auditifs sont reliés à des régions de la cochlée qui ne fonctionnent pas bien. Ils ne sont pas associés à de véritables sons.

L'idée de Gold contient en germe une notion révolutionnaire, celle de production de sons par la cochlée, spontanément, par excès de rétrocontrôle positif (et la question du système qui permet de contrôler ce risque en régulant le rétrocontrôle sera réglée par le formalisme de Hopf). Ces sons émis existent bel et bien, mais ils ne sont pas décrits comme des acouphènes par ceux qui les émettent… Si Helmholtz n'avait pas eu le préjugé que la loi d'Ohm interdit que le son de combinaison soit endogène, la notion de sons produits par la cochlée aurait été admise dès cette époque. La notion de sons de combinaison a cependant été bien acceptée par la suite, mais ne désigne pas spécialement la cochlée comme lieu d'origine des choses étranges qu'on parvient à entendre…

… jusqu'en 1931, lorsque R.L. Wegel détecte un battement en présence d'un seul stimulus tonal, dans une de ses propres oreilles (Wegel 1931). On le croit, car c'est un scientifique parfaitement rationnel. Ceci suggère la présence d'un deuxième son déjà présent avant qu'on n'établisse le stimulus externe, donc endogène. Sinon avec quoi pourrait battre le stimulus s'il était tout seul ? Ce phénomène porte le nom technique de "diplacousie monaurale"[10].

Wegel parvient à préciser que cette diplacousie ne se produit que pour un son situé dans un intervalle de fréquences étroit, dans un domaine en forme de V sur un graphique qui représente les fréquences et les intensités des sons capables d'induire sa diplacousie. La pointe du V a une fréquence qui engendre la même sensation de hauteur que celle de l'acouphène que perçoit Wegel, car Wegel perçoit un acouphène (Thomas Gold aurait aimé le rencontrer…). Plus la fréquence du son extérieur s'éloigne de celle de la pointe du V, plus le niveau du son doit être élevé pour produire une sensation de modulation : ceci évoque que la diplacousie se produit dans un système très sélectif en fréquences, et seule la cochlée présente cette propriété, la

[10] La diplacousie décrit la situation dans laquelle un son pur n'est pas perçu avec la hauteur qui lui correspond. En général, la diplacousie est binaurale et le sujet s'en rend compte, car il perçoit deux hauteurs différentes pour un même son pur présenté à droite et à gauche. Lorsqu'elle est monaurale, la diplacousie correspond à une perception de hauteurs multiples pour un son extérieur qui devrait donner une hauteur simple. Bien que le terme diplacousie suggère étymologiquement la notion de dédoublement, ce qui est entendu peut être plus complexe, hauteurs multiples, modulations d'amplitude, voire même disparition de la sensation de hauteur. A partir d'un certain degré de complexité qui fait entendre des voix ou des airs de musique, on parle plutôt d'hallucinations auditives, souvent présentes dans certaines psychoses. Il faut quand même savoir que des hallucinations auditives sont loin d'être exceptionnelles chez des sujets atteints de pertes auditives et parfaitement normaux sur le plan psychique, de même que des hallucinations visuelles chez des sujets mal voyants. Evidemment, ils n'aiment guère en parler s'ils ne sont pas en situation de confiance.

source de distorsion ne peut donc être l'oreille moyenne. Découverte étonnante, mais trop vite oubliée.

En 1953, Gordon Flottorp décrit l'effet qu'il appelle idiophonique, par lequel un deuxième son évoqué par le stimulus tonal interfère avec celui-ci en engendrant des battements et des sensations rugueuses (des battements instables, irréguliers). Le deuxième son révèle sa présence par le fait que son audibilité persiste de manière transitoire après l'arrêt du stimulus, donnant ainsi l'impression d'un acouphène... mais au contraire des acouphènes habituels, ce n'est pas un son fantôme (même conclusion que pour Wegel). Pour en être sûr, il faudrait l'enregistrer, mais pour cela il faudra attendre David Kemp (du dépistage néonatal auditif universel), qui le documentera de manière systématique au moyen d'un microphone et lui trouvera un nouveau nom, une otoémission spontanée dont nous parlerons un peu plus loin.

Le préfixe idio- dans idiophonique traduit le fait que ce son, de hauteur précise, stable, est personnel, propre à chaque oreille. Pour le provoquer, il faut donner au stimulus une fréquence très proche de celle attribuable au son idiophonique. Dixon Ward, en 1955, décrit le même phénomène dans deux oreilles, l'une des siennes et celle d'une étudiante de son laboratoire. Pour le sujet qui nous concerne, Ward donne une description détaillée de sons de combinaison (dont celui à 2f1-f2. Dans cette formule, f1 et f2 sont les fréquences du stimulus externe et du son idiophonique, en prenant pour f2 celle des deux qui est la plus haute). S'il y a un troisième son, il faut d'abord admettre l'existence d'un **deuxième** son engendré dans la cochlée, toujours à la même fréquence dans une cochlée donnée, le premier son étant le son pur utilisé comme stimulus. Les autres aspects déjà identifiés par Flottorp suggèrent un mécanisme complexe à l'œuvre dans l'oreille interne, principalement pour des niveaux faibles comme ceux où Ward effectue les mesures. On se souvient que le mécanisme non linéaire d'Helmholtz survient principalement pour les niveaux élevés. Lorsque l'on tâtonne pour rapprocher ou éloigner la fréquence du son extérieur par rapport à la fréquence fixe idiophonique, outre les sons de combinaison, on peut entendre une modulation d'amplitude très irrégulière que Ward appelle un code Morse, un son très rugueux presque atonal, des bruits, voire même plus rien, une extinction totale de toute perception auditive (extraordinaire, on n'entend **même plus** le vrai son extérieur utilisé comme stimulus, car celui-ci est "éteint" par quelque chose). Ces différents percepts s'intègrent très bien, on le sait maintenant, dans le formalisme d'un oscillateur non linéaire présentant une bifurcation de Hopf (voir le chapitre 8).

Ces trois auteurs, dès avant 1955, sont tout à fait certains que le son idiophonique est endogène à la cochlée. Cependant, le phénomène sous-jacent est jugé anecdotique, subjectif et spécifique à certaines oreilles surentrainées d'acousticiens. Mais tout anecdotique qu'il soit, il invalide deux principes d'Helmholtz et ouvre la voie à la vision moderne de la fonction cochléaire. Tout d'abord, des vibrations à une fréquence précise peuvent être **engendrées directement dans la cochlée** et ainsi, refléter ses propriétés de filtrage exceptionnelles. Deuxième point, le niveau de la distorsion que représente la production de sons n'existant pas dans le stimulus sonore enfreint la loi proposée par Helmholtz dans son appendice. Tout au contraire, Flottorp comme Ward remarquent que la diplacousie monaurale est perçue **seulement** lorsque le stimulus externe est de très bas niveau. Ce niveau dépend de la fréquence, certes, mais le plus bas niveau capable de donner lieu au phénomène de distorsion est 40 dB SPL, à peine 30 dB au-dessus du seuil d'audibilité du son externe dans les oreilles mesurées. Il faudra attendre Julius Goldstein pour que la mesure des relations entre niveau de stimulation et niveau du troisième son soit établie complètement et démontre la notion de distorsion "essentielle", antinomique au modèle d'Helmholtz.

Dans la longue histoire des enquêtes policières, les indices sont parfois convaincants de manière écrasante, mais inexploités. C'est surtout de manière rétrospective, une fois la vérité connue, que les indices deviennent évidents et que la nouvelle méthode pour les découvrir est finalement validée par la communauté. Dans le cas des sons de combinaison, l'inventeur d'une nouvelle méthode allait être David Kemp. Au moment de ses premières interventions dans le domaine, Kemp a été considéré comme excentrique (après tout, Thomas Gold l'avait été aussi, avant d'atteindre la renommée comme cosmologiste) et ses articles sur le sujet ont été longtemps rejetés par les revues les recevant, jugés peu crédibles bien qu'aucun rapporteur n'ait jamais été capable de formuler la moindre réfutation (la timide tentative de l'un d'eux était que le phénomène n'était démontré que chez l'homme… objection immédiatement levée par Anderson et Kemp (1979), Wit et Ritsma (1979), puis Kim et collègues (1980), Wilson (1980), etc. Et quand bien même ? La conscience n'existe que chez l'homme, mais elle existe).

L'étape franchie par Kemp est la mise en place dans le conduit auditif externe d'une sonde munie d'un microphone pour enregistrer les sons physiquement présents dans le conduit auditif externe et ainsi, objectiver les sons de combinaison : pour démontrer qu'un son audible est réellement un son, mettons un microphone là où le son est entendu.

Pourquoi personne n'avait-il eu cette idée avant, se demande modestement Kemp dans son récit de la découverte (Kemp 2003) ? La technologie était présente, rudimentaire en termes de moyens d'enregistrement et d'analyse, mais présente. En fait, Kemp le rappelle, des essais avaient bien été effectués, notamment par Wever, Bray et Lawrence dans leurs expériences d'étude de la distorsion dans les signaux électriques recueillis dans la cochlée, autour des années 1940 (le chapitre 9 entier du livre de Wever et Lawrence, Physiological Acoustics de 1954, est consacré à ces expériences. Celles qui recherchent le corrélat acoustique devant la membrane tympanique sont également citées par Peter Dallos en 1969, mais Dallos ne donne pas suite à cette méthodologie, préférant lui aussi l'étude de signaux intracochléaires électriques). En plus de ces mesures de formes d'onde (potentiels microphoniques) recueillies en réponse, soit à des sons aussi purs que possible, soit à des mélanges de deux sons purs, ils avaient enregistré les formes d'onde sonore recueillies soit devant la membrane tympanique, soit devant la fenêtre ronde de la cochlée de chat, au moyen de sondes microphoniques conçues pour cela. De fait, ils avaient trouvé des distorsions harmoniques, invisibles sur les formes d'onde, mais cependant, révélées par une analyse plus fine. Ils avaient comparé leurs niveaux selon le site d'enregistrement. Clairement, il y avait nettement plus de distorsions devant le tympan que dans une oreille artificielle, et encore plus devant la fenêtre ronde (qui communique avec la périlymphe de la base de la cochlée), mais moins que dans les réponses électriques cochléaires. Les auteurs avaient peu insisté quant à la signification de ces mesures, se perdant dans une interprétation compliquée qui tentait de distinguer deux sources de distorsion, l'une mécanique, faible, l'autre électrique, intense et dominante. Ne connaissant pas l'existence des couplages mécanoélectrique et électromécanique dans la cochlée, ils étaient pardonnables.

De plus, l'idée d'une distorsion créée dans la cochlée et se rétropropageant se heurte à deux préjugés, issus des travaux de Békésy. Gold en avait contesté un des deux, mais il avait quitté le champ de l'audition sans avoir convaincu, et ses tentatives de mettre en évidence la trace acoustique objective des sifflements qu'il croyait liés à l'existence d'un rétrocontrôle positif avaient échoué.

Le préjugé n°1 issu de l'œuvre de Békésy, d'autant plus solidement ancré que Békésy avait obtenu le Prix Nobel en 1961, était celui que la cochlée donne lieu à des vibrations très amorties, ce que Gold avait contesté sans convaincre en proposant un rétrocontrôle positif pour combattre cet amortissement nuisible aux performances.

Le préjugé n°2 était que les ondes produites dans la cochlée par un son ne peuvent se propager que de la base de la cochlée à l'apex (de l'extérieur vers l'intérieur). L'onde propagée mise en évidence par Békésy présente cette propagation unilatérale caractéristique… mais le son utilisé par Békésy était appliqué de l'extérieur.

Si une source sonore, de quelque nature que ce soit, se situe à l'intérieur de la cochlée, pourquoi ne pourrait-elle pas se propager vers le conduit auditif externe ? Ce préjugé était aggravé par le fait que personne n'arrivait à imaginer que quelque chose dans l'épithélium sensoriel de la cochlée puisse jouer le rôle de source sonore. Wegel, Flottorp et Ward avaient explicitement écrit dans leurs articles que cette notion était démontrée par leurs expériences, suivis de Goldstein, mais on l'avait trop vite négligé.

Dans la logique qui est en train d'émerger, il y a un amplificateur dans la cochlée, qui compense son amortissement, et qui se manifeste notamment en émettant des sons. Ce dispositif est fortement non-linéaire. Est-il capable de produire des sons de combinaison, mais aussi des sons en l'absence de stimulus externe, et des sons très décalés dans le temps par rapport au stimulus ? Dans chacune des expériences préliminaires, la réponse a déjà été donnée, c'est oui. Par exemple, Wegel, Flottorp et Ward ont perçu et décrit des interférences entre un son extérieur pur et un autre son qu'ils étaient forcés d'admettre comme bien réel, endogène à la cochlée (à **leur** cochlée, idiophonique, c'est-à-dire personnel). Donc oui, il y a des sons dans la cochlée en l'absence de stimulus externe. Quant aux sons très décalés dans le temps par rapport au stimulus, chez Flottorp, l'audibilité du deuxième son persiste de manière transitoire après l'arrêt du stimulus, il y a bien un décalage temporel, non pas celui d'un écho qui ne serait décalé que de quelques millisecondes vu le peu de distance entre structures auditives, mais un décalage facilement audible, de plusieurs secondes voire dizaines de secondes.

Un mérite de David Kemp a été d'unifier ces propriétés en comprenant qu'elles résultaient toutes des propriétés micromécaniques d'une cochlée saine, dans laquelle agit le système de rétrocontrôle imaginé par Gold pour combattre l'amortissement.

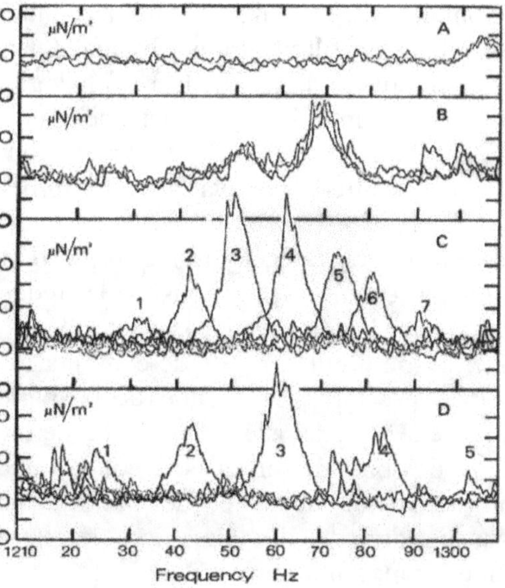

Figure 12: Les diagrammes ci-dessus sont les spectres du son recueilli par un microphone dans un conduit auditif. Le son recueilli traverse un filtre dont la fréquence centrale est balayée lentement à la main, ici, entre 1210 et 1300 Hz. La sortie du filtre est tracée en fonction de la fréquence centrale, son augmentation au-dessus du bruit de fond, autour de 20 micropascals, traduit la présence d'un son, soit le stimulus aux fréquences f1 et f2 (les pics 3 et 4 sur les spectres C et D) soit un son de combinaison s'il est à une combinaison arithmétique de f1 et f2, soit une émission spontanée si elle est présente en l'absence de tout son extérieur. Pour le tracé A, il n'y a ni stimulus ni oreille. Le tracé B est obtenu dans l'oreille testée en l'absence de stimulus : il révèle une otoémission spontanée intense à 1270 Hz, une autre plus faible à 1250 Hz. Les tracés C et D sont obtenus en présence de stimuli à f1 et f2 (pics marqués 3 et 4) qui induisent la présence de sons de combinaison (pics 1, 2, 5, 6, 7). Le pic 2 correspond au son de combinaison le plus ample à 2f1-f2, le "terzo suono" de Tartini, non seulement audible, mais physiquement présent dans l'oreille. C'est le premier tracé objectivant les sons de combinaison et les otoémissions en général, obtenu par David Kemp en 1977 (figure Kemp, avec autorisation)

Le microphone placé par Kemp dans le conduit auditif externe était relié à un filtre ultra-performant (en 1977, les appareils électroniques étaient encore analogiques) dit "hétérodyne", permettant de sélectionner une sinusoïde à 10 Hz près. En appliquant à l'une de ses oreilles un son pur extérieur unique de fréquence variable f1, proche d'une fréquence f2 à laquelle il soupçonnait qu'il avait un son endogène (à l'instar de Wegel ou Flottorp), il arrivait à détecter un pic en réglant son filtre juste à la fréquence 2f1-f2. En faisant varier f1 (ne pouvant pas ajuster f2 qui était une propriété fixe de son oreille), le son de combinaison suivait, toujours trouvé à 2f1-f2. C'est l'une des expériences de Tartini, mais cette fois assistée d'un filtre permettant de détecter le son de combinaison dans le conduit auditif sans participation active du sujet, et de lire exactement sa fréquence sur le cadran du filtre lorsque ce dernier détecte la présence d'une composante sonore.

Sans son extérieur à f1, il suffisait de régler le filtre à f2 pour objectiver le son engendré dans la cochlée et émis dans le conduit : une otoémission spontanée, d'une stabilité parfaite d'un jour à l'autre, une propriété biologique frappante à une époque où les générateurs de sons purs de laboratoire, analogiques, présentaient des dérives de plusieurs dizaines de Hz au moindre changement de température[11]. Dans les oreilles ne présentant pas de son endogène, il suffisait cette fois d'envoyer deux stimuli extérieurs purs, l'un à f1, l'autre à f2, et le troisième son de Tartini était à la fois audible et détectable par un microphone placé dans le conduit auditif externe. A bien noter, à 2f1-f2, bien plus haut que ne l'avaient entendu Romieu, Sorge, Serre et Helmholtz. Kemp confirme systématiquement les observations de Flottorp et Ward, le son à 2f1-f2 existe en réponse à des stimuli de bas niveau, 30 à 40 dB SPL, qui invalident la théorie explicative d'Helmholtz. Cet élément précis n'est plus une surprise, car le psychophysicien

[11] Il est vrai que la température du corps humain est étroitement contrôlée et stabilisée à 37°C. Chez un amphibien comme la grenouille dont la température corporelle varie avec l'eau du bain, les otoémissions spontanées ont une fréquence qui varie avec la température.

Julius Goldstein l'avait déjà démontré dès 1967 à des fréquences particulières avec des méthodes subjectives, nous y reviendrons au chapitre 7. Kemp montre que c'est général.

David Kemp détecte aussi le fait que dans ses oreilles, la sensibilité aux sons de faible niveau varie finement avec la fréquence (voir le principe de ce phénomène sur la figure 2), avec des fréquences où les sons semblent plus forts et d'autres, moins forts, se succédant périodiquement à quelques centaines de hertz d'intervalle. Ceci lui évoque l'idée que les ondes sonores sont très peu amorties dans la cochlée (le modèle de Gold) et qu'elles se réfléchissent pour faire des allers-retours de la base à l'apex de la cochlée et vice-versa (balayée, l'idée de Békésy d'une propagation unilatérale amortie, pour les très bas niveaux. Clairement, le rétrocontrôle de Gold, en diminuant l'amortissement, bouleverse le comportement propagatif de la cochlée). Les ondes sonores sont si peu amorties à certaines fréquences qu'elles se créent à partir de rien, ce sont les otoémissions spontanées. Tout système au rétrocontrôle un peu trop efficace devient instable et donne lieu à des oscillations spontanées à des fréquences extrêmement précises. Elles sont audibles, ce sont des "acouphènes objectifs" à ceci près par rapport aux acouphènes d'origine cérébrale (sons fantômes) que le cerveau s'y habitue, car ils sont toujours présents, depuis la naissance, et il les oublie. Pour ne pas avoir connu l'existence de la différence entre acouphènes objectifs et sons fantômes, Gold n'avait pas recruté les bons sujets.

Enfin, poussant la logique jusqu'au bout, Kemp sait désormais que les ondes sonores voyagent aller-retour dans la cochlée en subissant des réflexions et très peu d'amortissement, or il avait fait sa thèse sur la propagation dans l'ionosphère terrestre des ondes électromagnétiques. Il se souvient qu'une méthode très rapide d'analyse de l'ionosphère lui était fournie par la foudre. Lorsqu'un impact de foudre survient à un endroit quelconque de la planète, la perturbation électromagnétique très brève, mais extrêmement intense se propage tout autour de la Terre. A l'époque des radios à l'ancienne, en modulation d'amplitude, c'est ce qui engendrait les craquements intermittents entendus même lorsque le poste était bien accordé sur une station. Une analyse mathématique approfondie des parasites engendrés par un impact de foudre permettait d'extraire d'un seul coup plusieurs propriétés importantes de l'ensemble de l'ionosphère, pas seulement à l'endroit où avait eu lieu l'impact. Le parasite engendré faisait plusieurs fois le tour de la Terre dans l'ionosphère à la vitesse de la lumière, ce qui produisait une forme d'onde récapitulant tous les milieux conducteurs rencontrés, dans l'ordre de leur distance. Plus le temps depuis l'impact était grand, plus la contribution venait de loin par rapport au site d'impact, de la distance x donnée par :

$x = c\,\Delta t$ avec c, vitesse de la lumière et Δt, temps écoulé depuis l'impact.

L'équivalent acoustique de cette méthode est appliqué par Kemp. Il stimule la cochlée avec un son très bref, appelé clic, et recueille la forme d'onde sonore renvoyée par la cochlée, qui a voyagé de la base vers l'apex en rencontrant en route toutes les cellules sensorielles concernées par le traitement du son, puis de l'apex vers la base, à la vitesse de propagation des ondes dans la cochlée qui est de quelques mètres par seconde. Comme les niveaux concernés sont faibles, Kemp répète l'opération quelques centaines de fois en quelques dizaines de secondes afin d'effectuer une moyenne des ondes sonores reçues par le microphone, une technique classique qui lui permet de se débarrasser des bruits parasites aléatoires. Il obtient ainsi les otoémissions acoustiques stimulées transitoires. Elles sont composées d'oscillations à toutes les fréquences contenues dans le clic, qui se prolongent plusieurs dizaines de millisecondes tandis que les ondes vont et viennent dans la cochlée.

Une caractéristique très importante est que ces otoémissions dépendent du niveau, elles sont plus amples par rapport à la taille du clic quand le niveau est bas que quand il est élevé. Ce ne sont pas des échos, car l'amplitude d'un écho resterait exactement proportionnelle à l'amplitude de la stimulation.

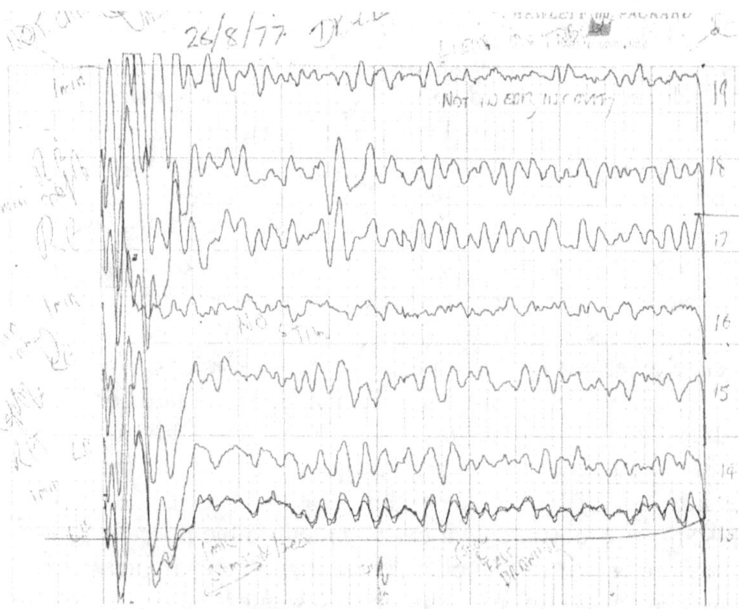

Figure 13: Les premières otoémissions provoquées par un son bref, enregistrées par Kemp dans ses propres oreilles en 1977 (le 26 aout d'après l'annotation au crayon sur la feuille d'expérience). De haut en bas, la première trace montre la réponse sonore quand la sonde acoustique émet un clic bref dans une cavité inerte : on aperçoit juste une résonance initiale courte. Les deux tracés suivants répétitifs montrent la réponse d'une oreille normale (oreille droite, RE pour right ear), le $4^{\text{ème}}$ *tracé étant ce qu'on obtient en l'absence du clic de stimulation, c'est-à-dire un tracé plat. Les tracés suivants viennent de l'oreille gauche (LE, pour left ear) et on voit leur répétitivité. Kemp a ensuite privilégié l'étude de ces otoémissions pour lesquelles il était plus facile de construire un appareil détecteur portatif, par rapport à celles de la figure 12 pourtant recueillies antérieurement (figure David Kemp, avec autorisation).*

En conclusion, grâce à Kemp, on se retrouve ainsi au début des années 1980 avec trois formes d'otoémissions, l'une qui est le troisième son de Tartini rebaptisé "otoémission acoustique en produit de distorsion". Les nouveautés par rapport à Tartini sont que le troisième son vient de la cochlée et qu'il parvient au conduit auditif externe en sens inverse des sons stimulants. Il est principalement à la fréquence 2f1-f2, donc il a une hauteur plus élevée que celle du f2-f1, que les auteurs autres que Tartini avaient évaluée. Les otoémissions transitoires sont largement décalées dans le temps par rapport aux échos qui pourraient se créer dans l'oreille, ils représentent une distorsion temporelle. Tout comme les produits de distorsion, il y en a dans toutes les oreilles normales. Les otoémissions spontanées sont présentes comme sons dans certaines oreilles et à certaines fréquences ("idiophoniques") même dans le silence extérieur le plus total. Les trois distorsions auditives exigent une cochlée normale (à nuancer plus tard, en fait seulement une cochlée *dont la mécanique* est normale) et dominent à faibles niveaux acoustiques. En arrière-plan persiste une énigme, la notion que la cochlée normale présente un amortissement extrêmement faible pour les sons de bas niveau. Il reste à élucider pourquoi ce comportement, si totalement contre-intuitif pour un système biologique, mais pour David Kemp, Thomas Gold a déjà trouvé la réponse.

Chapitre 6 - La physiologie de l'audition moderne: la transduction auditive à l'échelle moléculaire.

Les mécanismes vibratoires cochléaires étudiés pendant la période allant de Du Verney jusqu'à Békésy mettaient en jeu des déplacements micrométriques, imaginables théoriquement et finalement observables au microscope optique avec des éclairages particuliers. Les progrès suivants de la physiologie auditive ont permis de faire passer cette échelle, en 50 ans à peine, à la taille des molécules impliquées dans les mécanismes de l'audition, par des procédés qui ont permis de gagner trois ordres de grandeur en résolution spatiale. C'est à cette échelle que se produisent les processus essentiels pour expliquer les performances auditives. La résolution en fréquence, la finesse d'analyse temporelle et l'ampleur de la dynamique d'intensités étaient déjà mesurées depuis avant Helmholtz et Lord Rayleigh. Ils avaient connaissance des résultats, notamment ceux obtenus par Ernst Heinrich Weber dans les années 1830 et qui indiquaient que l'oreille humaine arrive à discriminer deux sons de fréquences distinctes de seulement quelques hertz, autour de 1000 Hz. Cependant, ils ne pouvaient imaginer la finesse des processus mis en jeu pour les garantir. Il a fallu près d'un siècle avec Thomas Gold pour souligner que les performances étaient hors de proportion avec les mécanismes grossiers évoqués pour les expliquer, et attendre la fin du vingtième siècle pour avoir les outils moléculaires et conceptuels nécessaires pour élucider les vraies clés des performances auditives. L'origine et les propriétés du troisième son décrites par Tartini découlent de ces mécanismes clés (décomposés ci-dessous en cinq étapes), en donnant ainsi une signature qui peut servir d'outil diagnostique : Tartini, le premier audiologiste ?

1. Des résonateurs aux neurones

Le changement d'échelle des méthodes d'investigation a été précédé par un changement de perspective scientifique. Helmholtz voyait les organes sensoriels périphériques comme des instruments qui analysent le stimulus selon ses composantes élémentaires. Dans le cas de l'audition, il proposait que l'organe sensoriel décompose les stimuli complexes en raies spectrales selon un principe de résonance dont il avait identifié les éléments cochléaires. Pour la suite, Helmholtz assimilait les neurones à des "fils télégraphiques". Chacun, une fois excité, transmet ce que l'élément déclencheur de l'excitation a détecté comme information. Cette approche ne s'intéressait pas à ce qui permet de transformer un stimulus physique en une quantité capable d'induire l'activité d'un neurone. Dans le cas d'une cellule réceptrice d'un organe sensoriel, on le sait maintenant, c'est un changement de son potentiel électrique de membrane. L'étape correspondante est effectuée par un dispositif qui reçoit des informations physiques triées, et dans le cas de l'audition, c'est une vibration lorsque le son incident contient la fréquence caractéristique de l'endroit considéré de la cochlée. Le dispositif change d'état, autrement dit pour l'audition, la cellule réceptrice de l'organe de Corti change de potentiel de membrane, un événement qui peut entrainer le déclenchement d'un potentiel d'action dans un neurone connecté à la cellule. Ce changement d'état résulte de la transduction : une fois celle-ci effectuée, le stimulus a donné naissance à un profil d'activités neuronales qui représente sa propre identité, à charge pour les circuits neuraux centraux de décrypter cette identité et sa signification. En apparence, les étapes ultérieures à la transduction font quitter le domaine de l'acoustique pour celui de la neurophysiologie. En apparence donc, ceci ne concerne plus l'acousticien. Mais en apparence seulement !

2. Deux éléments clés : la transduction mécanoélectrique et la transduction électromécanique effectuée par certaines cellules

Les cellules sensorielles auditives sont situées au niveau d'une frontière étanche entre deux milieux liquides de compositions chimiques différentes, la périlymphe et l'endolymphe. La description initiale de la périlymphe remonte à Cotugno. A cause de leurs compositions chimiques différentes, ces deux milieux forment une pile naturelle. Leur frontière étanche est parsemée de canaux ioniques de mécanotransduction (canaux MET) hébergés par les stéréocils des cellules sensorielles auditives, qui lorsqu'ils s'ouvrent, laissent passer les ions du compartiment endolymphatique vers l'intérieur des cellules, poussés par le potentiel électrique engendré par la pile naturelle cochléaire. Lorsque le son actionne les canaux MET, les courants de mécanotransduction traversant les cellules sensorielles sont similaires à ceux d'un microphone. Ce principe de microphone offre une solution apparemment simple pour transformer une vibration induite par le son en phénomènes électriques cellulaires représentatifs des propriétés du son et ainsi, capables de contribuer à leur codage. Mais cette solution possède de multiples propriétés qui la rendent singulière.

Le premier élément clé de la perception auditive est l'appareil de transduction mécanoélectrique, qui transforme la vibration infime d'une touffe stéréociliaire de cellule sensorielle auditive, d'amplitude comprise entre 0,1 et 300 nanomètres, en courant électrique traversant la cellule réceptrice. La contrainte principale de cette transformation est la rapidité exigée permettant une réponse immédiate de l'appareil à une vibration, même si celle-ci se produit jusqu'à des fréquences de plus de 100 kHz. Le courant électrique traverse la touffe stéréociliaire qui surmonte chaque cellule sensorielle en empruntant des canaux ioniques, fermés au repos, et ouverts par la vibration lorsque celle-ci défléchit la touffe stéréociliaire vers l'extérieur par rapport à l'axe de la cochlée. Deux protéines transmembranaires appelées Tmc1 et Tmc2 forment des dimères qui constituent des canaux ioniques MET. Ces canaux sont peu sélectifs vis-à-vis des ions dont ils autorisent la traversée. Lorsque leur pore est ouvert, ils permettent aux ions positifs (cations) présents dans l'endolymphe dans laquelle baignent les stéréocils d'affluer dans la cellule, poussés par la différence entre le potentiel électrique positif de l'endolymphe et celui, négatif, de l'intérieur des cellules. Les cations concernés sont l'ion potassium, mais aussi l'ion calcium. Les canaux peuvent passer de l'état fermé à l'état ouvert sous l'effet d'interactions avec des protéines, notamment une appelée protocadhérine 15 qui, associée à la cadhérine 23, forme des liens appelés tip links reliant la zone apicale d'un stéréocil, au voisinage immédiat d'un canal ionique, à la zone latérale du stéréocil adjacent de taille supérieure. Les vibrations de l'organe de Corti, en défléchissant les touffes de stéréocils, mettent en tension les tip links et provoquent instantanément l'ouverture des canaux MET, sans intermédiaire biochimique.

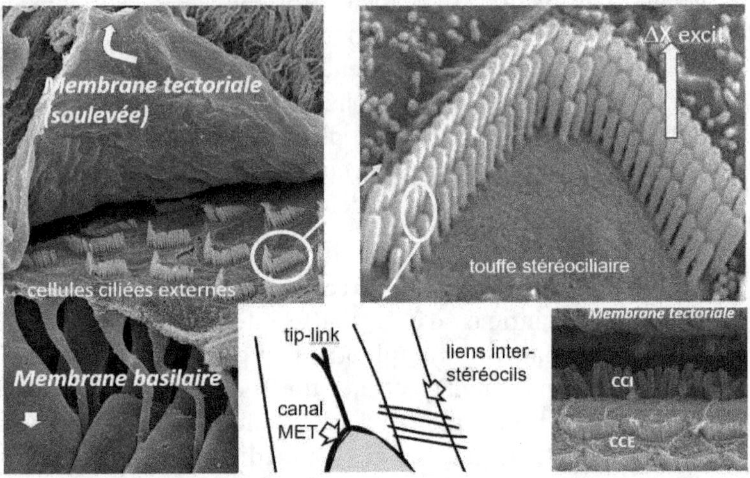

Figure 14: A gauche une vue en microscopie à balayage de l'organe de Corti, avec les trois rangées de cellules ciliées externes alignées de droite à gauche dont on voit les touffes de stéréocils dépasser de la lame reliant les sommets des cellules (diamètre d'une cellule, environ 10 micromètres). La membrane tectoriale a été réclinée pour améliorer la visibilité, car normalement, elle est au contact des plus grands stéréocils. La rangée de cellules ciliées internes (CCI) est visible sous un autre angle plus rasant, en bas à droite. Un zoom sur une touffe stéréociliaire de cellule ciliée externe (CCE) révèle l'alignement des quelques dizaines de stéréocils individuels en trois rangées de taille différente formant un W. La déflexion excitatrice des stéréocils (vers le haut) met sous tension les tip links (schéma du milieu en bas) qui tendent la membrane bordant le sommet du plus petit stéréocil (trait gras) et commandent l'ouverture des canaux MET, même pour des déflexions de l'ordre de 0,3 nanomètre (proches du diamètre de l'atome d'hydrogène). (crédits photographiques Vincent Michel, Michel Leibovici, Christine Petit, Institut de l'Audition à Paris)

Deuxième élément clé, un dispositif de rétrocontrôle "régénératif" à la manière de Gold, hébergé dans la partie latérale des cellules ciliées externes de la cochlée. La prestine, une molécule spécifique de ces cellules, change de conformation lorsque le potentiel de membrane d'une cellule ciliée externe devient moins négatif qu'au repos, ce qui se produit lorsque le courant potassium traverse la cellule après ouverture de canaux MET. Le changement d'ensemble des molécules de prestine entraine un raccourcissement de la cellule, qui répond donc mécaniquement à l'excitation sonore. On appelle ce phénomène, **la transduction électromécanique**. De ce fait, la cellule "danse" à la cadence du son, une danse qui se communique au voisinage et exerce une action mécanique pouvant se combiner à celle du son extérieur, ou perturber au contraire son action, selon le moment exact où vibration de la cellule ciliée externe et vibration sonore se mélangent.

Lorsque le moment est favorable, ce qui se produit pour une ou quelques cellules ciliées externes parmi toutes celles qui répondent, le mécanisme compense l'amortissement important engendré par les frottements visqueux dans les liquides de l'oreille interne (hélas, pas d'air dans l'organe sensoriel auditif comme on l'avait cru avant Cotugno). Là où l'amortissement de l'onde propagée de Békésy est diminué, la résonance est augmentée, en amplitude, mais aussi en sélectivité fréquentielle, car les deux propriétés sont couplées. Leur double bénéfice est une sensibilité accrue aux sons faibles et une précision augmentée de l'analyse en fréquences. Mais il y a deux conséquences négatives qui se manifestent aux hauts niveaux : trop d'amplification entrainerait non seulement un risque de lésion, mais aussi une imprécision temporelle, car les systèmes d'analyse très précis en fréquence sont très imprécis dans le temps. On sait qu'une résonance intense se prolonge également très longtemps.

Au passage, la limite entre acoustique et neurophysiologie se nuance. On remarque que le couplage entre transduction mécanoélectrique et transduction électromécanique, une nécessité pour l'amplification cochléaire et son contrôle, fait qu'une fois la transduction effectuée, on n'est pas complètement sorti du domaine de l'acoustique, car le mécanisme mis en jeu peut laisser des traces acoustiques. Autrement dit, les phénomènes associés à la transduction par les cellules ciliées externes peuvent produire des vibrations, des sons leur sont associés, les otoémissions découvertes par Kemp en 1978 (chapitres 2 et 5).

Deuxième remarque, les cellules ciliées internes voisines des externes, mais dépourvues de prestine, ne sont pas le siège d'une transduction électromécanique. Bien que cousines des cellules ciliées externes, elles jouent un rôle complètement différent. Ce sont les vraies cellules sensorielles auditives, qui communiquent avec les neurones afférents auditifs (afférents, parce qu'ils apportent l'information qu'ils codent aux centres auditifs). Les cellules ciliées externes n'ont que très peu de connexions avec ces neurones. Pour reprendre l'image utilisée par Helmholtz, les couples cellule ciliée interne – neurones qui lui sont reliés forment l'équivalent de fils télégraphiques équipés pour transmettre l'information reçue. Mécaniquement, cette information a été triée et mise en forme par le travail conjoint de la membrane basilaire, des cellules ciliées externes et leur environnement. Pour autant, pour prolonger l'analogie d'Helmholtz, de nos jours le temps des fils télégraphiques a laissé la place à celui des fibres optiques, avec une technologie beaucoup plus subtile que celle de simples fils de liaison… Leur neurophysiologie fine est un sujet à part entière qui déborde du cadre de ce livre et nous ne l'approfondirons donc pas.

3. La régulation de l'amplification

Un corollaire pour que le mécanisme d'amplification cochléaire reste performant est la nécessité de réguler le rétrocontrôle et d'asservir l'amplification qu'il apporte au niveau d'entrée. Nous verrons les principes de cette régulation plus tard. Il suffit pour le moment de savoir qu'en effet, les mesures montrent qu'à l'endroit qui résonne pour une fréquence donnée, le rétrocontrôle amplifie la vibration d'un facteur 1000, lorsque le stimulus est très faible, proche du seuil auditif qui est de l'ordre de 0 dB SPL (l'échelle physiologique de mesure des niveaux acoustiques). Lorsque le son augmente, l'amplification diminue, de sorte que quand le niveau sonore extérieur atteint environ 80 à 90 dB SPL, soit des pressions sonores 10000 à 30000 fois plus intenses qu'à 0 dB SPL, l'amplification s'est annulée. La réponse vibratoire est alors identique à celle qui se produirait passivement, c'est-à-dire en l'absence de cellules ciliées externes. Entre ces deux niveaux, la réponse de la cochlée augmente de manière lente, passant d'une fraction de nanomètre à quelques dizaines de nanomètres d'amplitude, une augmentation non pas d'un facteur 30000, mais seulement d'un facteur compris entre 30 et 100. On dit que la croissance de la vibration dans une cochlée amplifiée est compressive à l'endroit où la cochlée résonne.

A un endroit différent, non accordé à la fréquence du stimulus utilisé, le rétrocontrôle est inefficace, la vibration n'est pas amplifiée. Sa croissance est alors linéaire, strictement parallèle à celle du niveau d'entrée : d'un facteur 1000 lorsque l'excitation est, elle aussi, multipliée par un facteur 1000. La réponse cochléaire pourrait sembler plus efficace parce qu'elle croit plus vite, cependant, comme il n'y a aucune amplification, la vibration en réponse aux niveaux faibles est considérablement plus faible qu'à résonance. C'est seulement aux niveaux forts que les amplitudes des réponses non compressées et des réponses compressées se rejoignent. Les réponses sont de taille similaire, que l'endroit considéré soit à résonance ou pas. Ceci a une conséquence pratique importante. Une surdité ne protège en rien du danger des sons forts, car malgré l'absence de mécanisme d'amplification en cas de surdité, les réponses aux sons forts ne dépendent pas de la présence d'amplificateur cochléaire et sont tout aussi excessives et dangereuses lorsqu'un son dépasse la limite de sécurité.

Cette croissance compressive des réponses de la cochlée explique en partie comment le paysage auditif quotidien, fait de sons dont le niveau couvre six ordres de grandeur de pression acoustique entre les moments les plus calmes et les plus bruyants (le sommeil et la piste d'une discothèque), peut être codé fidèlement par les neurones auditifs. Pour ceux-ci, le plus petit stimulus qui les fait répondre et celui qui leur fait délivrer leur taux maximum de décharges ne sont séparés que de deux ordres de grandeur d'amplitude. La compression cochléaire transforme le son dont l'amplitude utile au quotidien varie de six ordres de grandeur en un stimulus des cellules ciliées internes dont la taille varie de manière compressée, son intervalle de variations se rapprochant de celui qu'ils sont juste capables de coder[12].

Helmholtz ne connaissait pas l'existence de la compression cochléaire. Lorsqu'il essayait de modéliser le taux de croissance du troisième son, et plus généralement, des sons de combinaison, avec le niveau du premier et du deuxième son qui l'engendrent, il tenait compte du taux de croissance de ces stimulus extérieurs, qu'il manipulait lui-même. Mais lorsque le premier et le deuxième son se voyaient augmentés par Helmholtz de 10 dB, la vibration dans la cochlée n'augmentait pas de 10 dB, mais seulement de 3 (voir appendice 2). La formule d'Helmholtz prédisait donc une croissance inexacte des sons de combinaison. Première erreur, mais logique, car Helmholtz refusait l'idée que les sons de combinaison soient engendrés dans la cochlée.

4. Au décours de l'évolution, des solutions plus ou moins complexes aux mêmes problèmes

La croissance compressive des réponses dans un système résonnant est un comportement que l'on retrouve ailleurs que dans les cochlées de mammifères, chez des êtres vivants plus primitifs qui disposent cependant d'organes mécanorécepteurs dotés d'amplification. C'est le cas chez les diptères dont les antennes sont équipées de détecteurs de sons produits par les congénères (par exemple, les mouches et moustiques mâles et femelles détectent les bruits de battements d'ailes des congénères du sexe opposé). Ces détecteurs primitifs opèrent dans l'air. La propriété d'une amplification permettant une mécanotransduction plus sensible, et celle d'une non-linéarité compressive qui se manifeste aux faibles niveaux de stimulus sont présentes toutes deux chez ces détecteurs. L'organe auditif antennaire amplifie le son d'un facteur 10 quand il est à résonance

[12] Une explication complémentaire à la capacité du système nerveux auditif à coder un si grand intervalle de niveaux sonores vient de la division des neurones auditifs en plusieurs sous-groupes qui ne déclenchent pas leur réponse pour le même niveau sonore. Certains neurones auditifs sont saturés à partir de niveaux correspondant à la conversation ordinaire, ils ne peuvent alors plus informer le cerveau auditif sur le niveau des sons plus intenses. Mais c'est à ces niveaux-là qu'entrent en action d'autres neurones moins sensibles, qui prennent le relais.

(10, contre 1000 dans l'oreille interne d'un mammifère), et il engendre des sons de combinaison : Tartini chez les moustiques… Ces propriétés remontent donc très loin dans l'évolution, un indice de l'avantage sélectif qu'elles confèrent à ceux qui en bénéficient, sous la forme d'une audition plus efficace.

Chez les mammifères, l'étape d'amplification proprement dite repose sur l'existence de la prestine, une molécule spécifique d'un type cellulaire et couplée à la partie latérale des cellules concernées. De ce fait, la hauteur de la cellule varie selon la conformation de la prestine, elle-même dépendante du potentiel de membrane, donc du courant de transduction mécanoélectrique. Une solution plus directe et plus simple pour effectuer une action similaire est utilisée chez les animaux dont l'audition est moins perfectionnée que celle des mammifères, comme les amphibiens. Dans ce procédé, le rétrocontrôle agit directement au niveau de l'appareil de transduction mécanoélectrique parce que le courant de transduction (sinon tout le courant, mais du moins l'un des ions qui le constitue, par exemple l'ion calcium) influence l'une de ses propriétés mécaniques en interagissant avec une molécule constitutive du canal de transduction, par exemple pour refermer ce canal aussitôt qu'il est ouvert. L'action de fermeture du canal s'accompagne de l'application d'une force à la cadence des vibrations, donc on retrouve le principe d'un rétrocontrôle mécanique cadencé, capable de diminuer le frottement visqueux en restituant aux bons moments l'énergie que le frottement a dissipée.

5. Les canaux MET et leur environnement mécanique, pour un comportement compressif, mais aussi distordant

Dans un organe sensoriel auditif, les canaux MET ont pour rôle essentiel de s'ouvrir et de se fermer à la cadence des vibrations qui actionnent leur dispositif d'ouverture de manière quasi directe. Dans la cochlée de mammifère, c'est la déflexion des touffes de stéréocils qui met sous tension les tip links, lesquels agissent sur le dispositif d'ouverture. Sa probabilité d'ouverture est une fonction mathématique qui varie entre 0 (canal toujours fermé) et 1 (canal toujours ouvert) et qui, entre ces deux limites, adopte une valeur intermédiaire dépendant de l'amplitude du stimulus selon une courbe en S (sigmoïde). La probabilité d'ouverture est donc non linéaire, autrement dit ce n'est pas une droite. Le courant qui traverse la touffe stéréociliaire n'est pas proportionnel à l'amplitude du stimulus. Ceci n'est pas étonnant, car lorsque cette amplitude augmente beaucoup, de plus en plus de canaux MET sont ouverts et de moins en moins peuvent s'ouvrir. De ce fait, le courant sature progressivement. Il finit par ne plus pouvoir augmenter une fois que tous les canaux MET sont ouverts.

D'autres comportements non linéaires caractéristiques sont également associés au fonctionnement basique d'un canal MET. Le premier résulte de ce qu'en l'absence de tout stimulus (au repos), la probabilité d'ouverture d'un canal MET est réglable. En effet la protéine canal est reliée à d'autres protéines, notamment le tip link, directement ou par l'intermédiaire d'autres molécules. Le sommet de chaque tip link interagit avec des protéines spécifiques dont certaines (des myosines) sont reliées au squelette de filaments d'actine qui forme le cœur de chaque stéréocil. Ces protéines de liaison sont capables de monter et descendre le long des filaments d'actine, le tout à l'instar d'une fermeture éclair qui coulisse (un tandem actine filamenteuse / myosine, par ses glissements relatifs, permet également la contraction musculaire). Ces mouvements énergivores permettent de moduler la tension des tip links. Ainsi, les canaux MET situés à l'autre extrémité du tip link peuvent voir leur état modifié. Lorsqu'un canal MET est ajusté de telle sorte que sa probabilité d'ouverture est 50% en l'absence de stimulus, la courbe sigmoïde qui décrit cette probabilité présente sa pente maximum. Ceci veut dire que lorsqu'un stimulus d'amplitude donnée est établi, la variation du courant traversant le canal est maximum. Pour une pente plus faible (celle qui se produit pour une probabilité d'ouverture au repos différente de 50%), la variation du courant traversant le canal en réponse au même stimulus est moindre. Cette notion est capitale pour l'étape suivante de réponse pour celles des cellules sensorielles auditives qui contiennent de la prestine, les cellules ciliées externes qui effectuent une transduction électromécanique. En effet, la taille du courant MET, pour un stimulus donné, détermine la taille de la réponse des molécules de prestine, donc l'intensité du rétrocontrôle qui va en découler et finalement, l'efficacité de l'amplification. Il se trouve que pour les stimuli de très faible niveau, l'amplification apportée par les cellules ciliées externes est maximum, et de fait la probabilité d'ouverture de leurs canaux MET est mesurée à 50%.

Une deuxième particularité due à la structure du canal MET des cellules ciliées externes porte sur la rigidité des stéréocils lorsque les canaux MET s'ouvrent et se ferment. L'ouverture d'un canal nécessite l'apport d'une énergie, mise en jeu par l'intermédiaire de ce qu'on appelle "ressort d'ouverture". Ce dispositif est peut-être contenu dans le canal lui-même (par exemple il pourrait être constitué d'un prolongement de la protéine canal), ou dans le tip link (les deux protéines qui le forment peuvent avoir la rigidité qui convient pour jouer le rôle de ressort), ou il peut être une protéine à découvrir interposée entre canal et tip link. Il est même possible que la membrane lipidique de la cellule entre l'ancrage du tip link et le canal MET joue le rôle d'un ressort. En tout cas, le ressort d'ouverture, quel qu'il soit, applique la force de traction résultant de la déflexion par le stimulus de la touffe de stéréocils au dispositif de porte qui commande l'état ouvert ou fermé du canal. Un ressort qui applique une traction voit sa longueur augmenter. À un moment donné, la porte du canal s'ouvre, probablement en pivotant, cédant en quelque sorte à la traction du ressort, et l'ouverture déplace de quelques nanomètres l'extrémité du ressort. Il se raccourcit. La détente brusque du ressort a deux conséquences :

- la rigidité du stéréocil concerné diminue de sorte qu'il devient plus facile à défléchir par le même stimulus. Le mouvement de l'extrémité du stéréocil en réponse à une sinusoïde n'est donc pas une sinusoïde, car lorsque le canal s'est ouvert, la réponse a vu sa taille augmenter. La sinusoïde originelle est donc déformée dans sa partie d'élongation maximum.

- la force résultant du stimulus se trouve répartie différemment sur les stéréocils associés en touffe, lorsque l'un d'entre eux est devenu plus souple. Les autres stéréocils porteurs de canaux fermés se voient appliquer une fraction plus élevée de la force stimulante totale et leur ouverture peut être alors facilitée, ce qui crée une sorte d'effet domino. Cette coopérativité entre les stéréocils d'une même touffe est facilitée par l'architecture très géométrique d'une touffe et par les couplages latéraux rigides qui relient les stéréocils entre eux et leur garantissent des mouvements coordonnés.

Les notions précédentes sont liées, ainsi que les non-linéarités qu'elles impliquent, puisque l'énergie mise en jeu lors de l'ouverture du canal MET grâce à la tension exercée par le ressort d'ouverture détermine la forme de la courbe donnant la probabilité d'ouverture du canal MET en fonction de la déflexion.

Une fois l'étape d'amplification cochléaire assurée par les cellules ciliées externes, avec le cortège de propriétés résultantes, les cellules ciliées internes effectuent leur étape de mécanotransduction, leurs stéréocils étant défléchis par le déplacement amplifié, compressé et filtré des structures à leur voisinage. Le changement de potentiel de membrane déclenche, non pas une réponse électromotrice, mais une cascade de réactions qui aboutit à une entrée d'ions calcium à la base des cellules. Cette entrée déclenche l'exocytose du neuromédiateur de l'audition, le glutamate, dans la fente dite synaptique qui sépare les cellules ciliées internes et les neurones cochléaires. On a bien quitté l'acoustique pour entrer dans des processus neurophysiologiques, aboutissant à créer des représentations du son, son spectre en fréquences, son rythme et son intensité, mais aussi ses sources et leur localisation, dans différents centres auditifs échelonnés d'abord dans le tronc cérébral, pour finir après différents relais dans les cortex auditifs et associatifs.

En conclusion, pour assurer des performances auditives conciliant sensibilité aux sons faibles, résistance aux sons intenses, dynamique d'intensité et précision temporelle, plusieurs éléments clés du système auditif ont émergé au cours de l'évolution des espèces, bien avant l'apparition des mammifères chez lesquels la combinaison des performances auditives atteint son apogée. Ceci repose sur des assemblages moléculaires comme suit :

- Le canal MET avec son ressort d'ouverture, son tip link, sa sensibilité nanométrique.
- En prime chez les mammifères, la coopérativité avec les canaux MET des stéréocils voisins, de par l'organisation en touffe ciliaire cohésive qui diminue le bruit et tend à minimiser les frottements. En effet, augmenter le nombre de canaux MET capables de répondre à un son faible améliore la résistance au bruit, et grouper les stéréocils en touffe en les liant par des connexions rigides latérales permet de minimiser le frottement d'ensemble et favoriser une bonne sélectivité en fréquences. Un équivalent macroscopique des liaisons des stéréocils pour maintenir leur cohésion est fourni par la palmure pour les pattes des oiseaux nageurs.
- Le dispositif d'électromotilité somatique qui permet un rétrocontrôle diminuant le frottement total résultant, moyennant une précision de phase parfaite qui permet au passage une excellente sélectivité en fréquences.

Ces assemblages moléculaires et cellulaires ont abouti à l'amplification sélective régulée pour permettre une compression. Les sons de combinaison en résultent. Ils existent même avec les versions les plus primitives du canal MET et de son environnement, car le principe du canal MET est intrinsèquement non-linéaire. Le prix à payer pour cette non-linéarité aux multiples bénéfices est la génération de distorsions dont précisément celle qui est à l’origine du troisième son de Tartini. Cette distorsion qui crée des sons en plus de ceux arrivant de l’extérieur pourrait être vue comme une imperfection pénalisante. Comme elle n’influe guère sur la qualité perçue, on peut la voir comme avantageuse. Dans un autre domaine, celui de la pédagogie musicale, après tout, Tartini et Leopold Mozart leur trouvaient une application à des performances instrumentistes de qualité.

Chapitre 7 - Quantifier le troisième son, une distorsion "essentielle"

Quand on détecte un phénomène aussi contre-intuitif que la présence de distorsions dans l'oreille saine, une étape essentielle (sans jeu de mots; la notion d'"essentiel" va revenir dans ce chapitre avec une signification différente) est de quantifier le phénomène, mesurer les fréquences et les niveaux auxquels il se produit. C'est ce qu'a fait Tartini en testant de nombreuses combinaisons d'instruments et de distances, mais aussi de notes. En jouant deux notes en même temps sur deux cordes d'un violon et en faisant glisser continument l'un des deux doigts, Tartini produisait des combinaisons de fréquences f1 et f2 non harmoniques, et le troisième son persistait. Tartini s'efforçait toujours de déterminer subjectivement la note correspondante, et c'est sur sa détermination jugée erronée que d'Alembert, Serre puis Helmholtz ont critiqué ses observations. Romieu se targuait avec raison d'avoir également fait varier de manière systématique les paramètres des sons produisant le phénomène. Helmholtz a été moins systématique dans le choix de ses fréquences f1 et f2, ne testant que six valeurs harmoniques. En contrepartie, il a eu le mérite d'introduire une théorie fondée mathématiquement pour prédire la composition en fréquences des sons de combinaison. Non seulement cela, mais il prédisait aussi quel son de combinaison devait dominer les autres : selon sa théorie, le son de différence, f2-f1, et pourquoi : à cause de sa dépendance en fonction du niveau des sons primaires f1 et f2, plus favorable pour lui que pour les autres combinaisons prédites par sa théorie. D'où son désaccord avec Tartini quant à la hauteur du son de combinaison, puisque Tartini entendait une hauteur plus élevée que celle de f2-f1.

Nous l'avons vu au chapitre 5, la théorie d'Helmholtz est valide pour des sons de combinaison non originaires de la cochlée, pour lesquels les niveaux sonores des primaires à f1 et f2 sont ceux qui interviennent dans la théorie mathématique. Julius Goldstein, en 1967, s'est attelé à la tâche de déterminer sans préjugé la fréquence et le niveau exact du son de combinaison le plus audible, et ce par des méthodes basées sur la perception de son propre troisième son assistée par des astuces techniques. Le travail de Goldstein fait l'objet de la première partie de ce chapitre. Il aboutit à deux notions qui invalident définitivement l'explication d'Helmholtz : Le troisième son le mieux audible est à 2f1-f2 et pas f2-f1, il est engendré dans la cochlée et il est "essentiel", c'est-à-dire qu'il existe à tous les niveaux (mesurables) des sons primaires utilisés pour l'engendrer, et pas seulement aux forts niveaux. Au passage, il n'a pas du tout le comportement de croissance en fonction du niveau prévu par la théorie mathématique d'Helmholtz. Il restait une difficulté à surmonter qui était de confirmer la mesure avec des moyens objectifs, chose que Kemp a réussi à faire une dizaine d'années plus tard.

Même avec les résultats de Goldstein confirmés par Kemp, et ceux de Kemp confirmés et complétés par de nombreuses autres équipes à partir des travaux de Kim (1980), la deuxième difficulté était de mesurer le troisième son juste à la sortie du système lui ayant donné naissance. Dans le conduit auditif externe, la mesure est facile avec les moyens développés par Kemp, mais délicate à interpréter quantitativement. En effet, pour y parvenir, le troisième son a dû parcourir un long chemin, traverser la cochlée à rebours à partir de sa source (ou de ses sources si elles sont réparties) puis l'oreille moyenne, puis être rayonné par la membrane tympanique dans le conduit obstrué de manière plus ou moins étanche par la sonde de mesure. Pour vérifier la théorie esquissée par Goldstein, nous devons être sûrs de la manière dont les diverses étapes du voyage ont modulé les propriétés du troisième son, or les théories derrière ces étapes sont encore en cours de construction. L'idée de Jérémie Barral et Pascal Martin a été de simplifier à l'extrême le système producteur du troisième son en lui conservant toutes ses propriétés clés, tout en l'isolant à l'état individuel dans un milieu artificiel offrant un accès direct à toutes ses caractéristiques. Leur travail est décrit dans la deuxième partie de ce chapitre.

1. Les expériences de Goldstein

Comme Julius Goldstein le raconte dans l'introduction de son article de 1967 sur la non-linéarité auditive, des expérimentateurs ont déjà, avant lui, tenté de mesurer de manière quantitative les niveaux des sons de combinaison produits par des couples de sons purs (fréquences f1 et f2, avec f2 > f1), dont celui bien analysé par Helmholtz qui est à la fréquence différence, f2-f1 (notamment Zwicker en 1955). Rappelons que le son de combinaison à f2-f1 a pour nom scientifique "produit de distorsion quadratique". L'opérateur distingue (avec un peu d'entrainement) les divers sons de combinaison créés par le mélange f1, f2, mais il ne peut précisément en déterminer les niveaux. Pour ce faire, il envoie dans son propre conduit auditif (figure 4), en plus des deux sons purs, un troisième stimulus de faible niveau, de fréquence et de phase précisément ajustables par lui-même au moyen d'un dispositif électronique. Ce troisième stimulus est engendré de manière ingénieuse, afin d'avoir à tout moment la fréquence exacte du son de combinaison endogène avec lequel il s'agit d'interférer, même si f1 ou f2 fluctuent un peu (ce qui est inévitable pour des sons produits par des générateurs nécessairement imparfaits). Pour ce faire, un circuit électronique distordant est alimenté par f1 et f2 elles-mêmes. Il produit le son de combinaison désiré, exactement à la même fréquence que le fait l'oreille, sans aucun risque de déviation, car si f1 ou f2 dérivaient, ne serait-ce que de quelques millièmes, le son de combinaison de l'oreille **et** le son d'annulation répercutent cette dérive exactement de la même façon. Cette manière de procéder nous rappelle que le phénomène de distorsion a, du point de vue des **fréquences** additionnelles qu'il crée, un comportement universel, mathématique, physique, biologique, etc. : f1 et f2 créent toujours du produit de distorsion quadratique à la fréquence exacte f2-f1, du produit de distorsion cubique à la fréquence exacte 2f1-f2, etc. Ce qui n'est pas universel, et ce qui intéresse Goldstein, c'est la manière dont se comportent les **niveaux** de ces sons additionnels.

Deux sons sinusoïdaux, comme le son de combinaison étudié et le stimulus extérieur, peuvent s'annihiler par interférence négative s'ils ont exactement le même niveau, mais des phases opposées. Lorsqu'ils s'annihilent, le niveau du stimulus extérieur lu est précisément le niveau du son de combinaison. La méthode est très simple, mais demande beaucoup de concentration. Ainsi pour s'aider, et précisément détecter si oui ou non il persiste un son à la fréquence de combinaison étudiée (un minuscule sifflement), l'opérateur s'aide d'un autre stimulus extérieur ajusté à une fréquence légèrement différente de celle du son de combinaison étudié : ce stimulus et le son de combinaison... additionné du son extérieur à la même fréquence de combinaison et qui sert à le mesurer... Il y a donc 5 sons en présence dans l'oreille à ce moment de l'expérience ! Plus, les sons de combinaison non étudiés... plus, un élément clé non acoustique, mais qui sert de détecteur de sons, le cerveau auditif de l'expérimentateur. Le son de combinaison et le stimulus de fréquence très proche, donc, donnent lieu à un lent battement, un vibrato qui rend la détection plus facile. Lorsque le réglage du son extérieur à la fréquence du son de combinaison étudié fait disparaitre le vibrato, l'annulation est obtenue et la lecture du niveau du son de combinaison est obtenue également. Ce protocole expérimental aussi complexe qu'astucieux évoque la critique formulée par Helmholtz à l'encontre du rapport de Tartini, qui est que Tartini se serait trompé dans ses descriptions, mais qu'il est pardonnable, car il est très difficile de capturer les caractéristiques d'un son aussi discret que le son de Tartini. Nous y reviendrons, mais ce qui est admirable est que Tartini, sans aide de l'électronique, ne s'était pas trompé dans cette tâche très difficile... en tout cas, Goldstein avait mis toutes les chances de son côté pour effectuer des mesures subjectives, mais irréfutables.

De précédentes études n'avaient pas détecté que le son quadratique f2-f1 enfreint la loi prédite par Helmholtz. En 1955, Zwicker trouvait que le son cubique, à 2f1-f2, ne suivait pas la loi d'Helmholtz. Goldstein décide donc d'étendre la gamme de niveaux pour les sons f1 et f2 pour clarifier l'ensemble de la situation, spécifiquement pour le son de combinaison cubique qui semble se comporter de manière exotique. L'expérience très délicate à mener est réalisée sur deux sujets seulement mentionnés dans la publication par leurs initiales, JLG (en fait l'auteur lui-même) et GM, qui s'avère être un dénommé Gert Mulder, étudiant en licence, cité dans les remerciements. Cette particularité plutôt rare en sciences de la vie, de déboucher sur une découverte clé avec une expérience sur seulement deux sujets, n'infirme en rien la valeur scientifique de la publication, qui est parfaitement reproductible y compris de manière totalement objective (voir la section sur l'expérience de Barral et Martin). Le recours aux *big data* n'est donc pas l'unique moyen de progrès dans ce domaine !

Lorsque le niveau des sons f1 et f2 descend, de 70 dB à moins de 30 dB SPL, Goldstein observe que le niveau *relatif* du son de combinaison à 2f1-f2, cubique, ne descend pas. Il reste à peu près constant, et aux incertitudes expérimentales près, tend même à remonter un peu lorsque les stimuli f1 et f2 voient leurs niveaux baisser. Ce n'est pas du tout le comportement d'un produit de distorsion cubique classique (voir chapitre 5), dont le niveau relatif devrait chuter d'un facteur 10000 (pour 40 dB de diminution, les niveaux de f1 et f2 sont divisés par 100, et un produit de distorsion cubique classique devrait chuter de 100 au cube, donc le rapport du niveau du produit de distorsion cubique à celui des sons primaires, de 100 au carré). Le terme choisi par Goldstein pour décrire ce produit de distorsion cubique de l'oreille est distorsion "essentielle", puisqu'au lieu de dépendre du niveau des stimuli qui la produisent, elle est toujours présente au même niveau relatif, même lorsque les stimuli s'approchent de 20 dB SPL, un niveau où la distorsion devient inaudible.

Goldstein pousse la caractérisation de ce produit de distorsion cubique jusqu'à montrer que ses propriétés dépendent étroitement du rapport entre f1 et f2. Ce rapport f2/f1 ne doit pas trop s'éloigner de 1,2 à 1,3. Cette observation suggère que c'est la manière dont la cochlée traite et répartit les stimulations f1 et f2 qui engendre le produit de distorsion cubique. Un système distordant classique distord de la même manière quel que soit l'écart entre f1 et f2. Conclure, de manière factuelle aussi claire, que la cochlée traite les sons de manière **essentiellement** génératrice de distorsions même aux faibles niveaux provoque un coup de théâtre, largement contraire à l'intuition aristotélicienne d'un détecteur parfait. Mais est-ce une imperfection d'engendrer des petites distorsions ? N'y a t-il pas de tâches bien plus importantes pour l'audition, que la cochlée accomplit de manière optimisée (sinon "parfaite", une notion qui n'a plus cours en biologie évolutionniste) ? A l'époque de ce travail de Goldstein,

1967, aucun élément connu de la cochlée ne semble capable d'engendrer ce type de distorsion.

2. L'expérience de Barral et Martin

Ces auteurs préparent une cellule isolée de l'oreille interne d'une grenouille taureau. Ce n'est pas une cellule ciliée externe de mammifère, mais elle en présente certaines caractéristiques primordiales, suffisantes pour la démonstration des liens entre résonance, non-linéarité du canal de mécanotransduction, amplification active et création de vibrations de combinaison. Chez les amphibiens, chaque cellule sensorielle est accordée à une fréquence basse, de par sa touffe stéréociliaire résonnante. La preuve la plus éloquente de cette résonance est la tendance de la touffe à osciller spontanément lorsque son environnement ionique s'y prête. La touffe est tellement résonnante et associée à un mécanisme amplificateur intrinsèque lié au canal et aux ions calcium qu'il lui arrive d'osciller spontanément, à sa fréquence de résonance. On peut ainsi à la fois visualiser le phénomène et mesurer cette fréquence de résonance caractéristique de la cellule. Chez la grenouille, elle est de l'ordre de quelques dizaines de hertz.

Le mécanisme précis qui fournit l'amplification est hébergé par la touffe stéréociliaire, au contraire de ce qui se passe pour les cellules ciliées externes chez les mammifères. Pour ces dernières, l'ouverture des canaux MET (c'est-à-dire, de mécanotransduction) entraine un passage d'ions positivement chargés qui modifient le potentiel électrique de la membrane cellulaire. Dans cette membrane (voir chapitre précédent), les molécules de prestine spécifiques des cellules ciliées externes changent alors de forme, de manière coordonnée, ce qui raccourcit la cellule et lui permet d'exercer une force sur l'organe environnant. Si la force est appliquée au bon moment du cycle oscillatoire lié à la stimulation, cette stimulation est amplifiée. Chez les amphibiens, la force qui interagit avec le stimulus et lui permet d'être amplifié dans une certaine gamme de fréquences et de niveaux prend sa source directement au niveau du canal MET. Les ions calcium présents avec les ions potassium dans l'endolymphe entrent avec ces derniers dans la cellule lorsque les canaux s'ouvrent, et ils interagissent avec la protéine du canal.

Les ingrédients pour une amplification sont nombreux et interagissent de manière subtile. Le cas des cellules ciliées d'amphibiens a le mérite de simplifier le tableau en regroupant les étapes importantes au niveau d'un élément bien précis qui est la touffe stéréociliaire elle-même. Un premier trait caractéristique de la mécanotransduction est la notion de compliance d'ouverture. Un canal a deux états, l'un ouvert et l'autre fermé, la transition entre les deux états étant commandée par la déflexion d'un stéréocil et la mise sous tension du tip link qui relie le sommet du stéréocil hébergeant le canal considéré à la paroi latérale du stéréocil adjacent plus haut. Pour signaler correctement que l'ouverture d'un canal résulte du passage d'un son, la transition entre les états ouvert et fermé ne peut pas être laissée libre (auquel cas elle se produirait anarchiquement), mais doit exiger la mise en jeu d'une énergie apportée par le stimulus. C'est pour décrire ce phénomène qu'on fait appel à la notion de compliance du ressort d'ouverture. Tout se passe comme si le canal possédait une porte commandée par un ressort doté d'une certaine souplesse (compliance, l'inverse de la rigidité, qui décrit que plus un ressort est compliant, plus il se laisse étirer par une force d'amplitude donnée). La nature de la protéine qui constitue le ressort de commande est encore l'objet de recherches, il se pourrait que ce soit tout simplement l'une des deux protéines constituant le tip link lui-même, la protocadhérine 15. C'est une observation quotidienne que lorsqu'une porte commandée par un ressort s'ouvre, l'ouverture détend le ressort et la rigidité du dispositif diminue.

Dans une touffe stéréociliaire, qui comporte des dizaines de canaux en parallèle, cette propriété a une conséquence intéressante. Dans la situation où tous les canaux sont fermés, la rigidité est maximum, et la force qui s'exerce sur la touffe lors de la survenue d'un stimulus se répartit également sur tous les ressorts d'ouverture. Mais si l'un d'entre eux s'ouvre, la détente de son ressort de contrôle diminue sa rigidité, et celle de la touffe stéréociliaire par la même occasion : sa déflexion devient plus facile. De ce fait, la force du stimulus, répartie sur les ressorts de contrôle restants, est plus efficace pour en ouvrir d'autres, donc plus les canaux s'ouvrent, plus il est facile d'en ouvrir d'autres, le principe d'un effet domino. Mécaniquement, la touffe stéréociliaire est non-linéaire. Sous l'effet d'une excitation sinusoïdale, sa réponse est déformée et engendre des composantes fréquentielles autres que celles présentes dans le stimulus, une source évidente de sons de combinaison. La touffe stéréociliaire peut ainsi avoir une rigidité telle, dans un certain domaine de stimulations, que plus un stimulus agit sur elle, plus elle agit elle-même sur les éléments qui n'ont pas encore répondu. L'instabilité correspondante établit un cadre pour une oscillation capable de s'amplifier.

Par ailleurs, les canaux de mécanotransduction des cellules ciliées sont dotés de systèmes de contrôle de leur position de repos, constitués d'échafaudages de protéines du stéréocil, dans l'environnement proche des canaux et de leurs tip links. L'efficacité de l'action des canaux peut être mesurée, par exemple, par le nombre de canaux capables de s'ouvrir pour une cellule donnée sous l'effet d'un stimulus de force donnée. Plus ce nombre est élevé, plus la cellule sera sensible. Cette efficacité dépend de la position de repos des stéréocils. Celle-ci est modulée par des protéines motrices, capables de se déplacer le long du squelette d'actine filamenteuse qui se trouve au cœur de chaque stéréocil, pour mettre plus ou moins en tension les tip links. En actionnant les moteurs, on adapte la cellule à une position d'efficacité maximum, ou pas. On les appelle donc moteurs d'adaptation. On peut concevoir que ces moteurs, agissant sur une touffe dont la rigidité peut devenir négative, produisent une amplification des vibrations. Une autre source d'amplification possible est fournie par les ions calcium présents dans l'endolymphe qui baigne les sommets des stéréocils. Ces ions sont capables d'interagir avec les molécules constituant la touffe stéréociliaire, et d'une manière qui peut moduler l'ouverture et la fermeture des canaux. Un mécanisme qui produirait de l'amplification consisterait à ce que les ions calcium entrent par un canal qui s'ouvre, interagissent une fois entrés avec des protéines qui facilitent la refermeture du canal. Empiriquement, la concentration des ions calcium autour des stéréocils module le comportement de ces stéréocils. A certaines concentrations, on peut observer que des oscillations spontanées de la touffe stéréociliaire se produisent. Ceci signifie que la touffe est alors tellement active qu'elle se met en oscillation à sa fréquence caractéristique même lorsqu'il n'y a pas de stimulus organisé à son voisinage (en sonorisation, un système acoustique très amplifié peut se mettre à auto-osciller de la sorte, produisant alors un sifflement très désagréable, le feedback ou effet Larsen). Une concentration différente d'ions calcium peut arrêter ces oscillations spontanées (Barral 2012).

La cellule extraite de l'organe de grenouille peut être maintenue dans un environnement proche de son environnement naturel qui comporte deux compartiments séparés. Ceci est possible en maintenant la cellule dans une pipette d'où le sommet de la touffe stéréociliaire dépasse. Le milieu interne à la pipette et le milieu externe sont de compositions électrochimiques différentes simulant les compositions naturelles. Les mouvements de la touffe stéréociliaire sont enregistrés par un moyen optique, et cette touffe peut être également stimulée mécaniquement au moyen d'une fibre de verre étirée pour être très fine et flexible, appliquée directement au contact de la touffe. L'expérimentateur peut choisir la fréquence du stimulus, proche ou éloignée de la fréquence caractéristique de la touffe, et il peut également créer des stimuli mécaniques constitués de deux fréquences mélangées. Ce dispositif permet donc de reproduire l'expérience des sons de Tartini, à l'échelle d'une cellule isolée, un modèle très élégant, minimaliste, qui permet de concentrer l'étude sur le dispositif clé de la génération des sons de combinaison, le canal de transduction mécanoélectrique de la cellule sensorielle auditive, tout en contrôlant totalement le stimulus qui lui parvient.

Reproduisant l'expérience clé de Tartini à l'échelon monocellulaire, les deux auteurs stimulent la touffe par un mélange de deux fréquences proches, f1 et f2, plus ou moins intenses, et étudient deux cas, selon que ces deux fréquences sont proches de la fréquence caractéristique ou éloignées de celle-ci d'un facteur 10. La touffe stéréociliaire adopte un mouvement constitué d'un battement (le mélange des deux sinusoïdes), auquel se rajoutent des vibrations de combinaison faciles à représenter sur un graphique appelé "spectre" (dont la figure 15 ci-après donne quelques exemples).

Quand les deux fréquences de stimulation sont éloignées de la fréquence caractéristique, à faible niveau de stimulation on observe une réponse très simple, uniquement constituée de vibrations aux fréquences f1 et f2, avec une très petite composante supplémentaire à la fréquence f1+f2. A fort niveau, de nombreuses composantes de combinaison émergent, à de nombreuses fréquences nf1 - mf2 (avec n et m entiers quelconques). L'une des plus intenses est la composante dite quadratique à f2-f1. Les composantes aux fréquences nettement plus élevées que celles des stimuli, f1+f2, 2f1+f2, etc., et de manière générale nf1+mf2, avec m et n également entiers quelconques, sont très nombreuses et amples. Nous nous rappelons que c'est ce que prédisait Helmholtz pour un système physique oscillant classique quelconque lorsqu'il présente une non-linéarité de saturation. Les termes pour lesquels n = 1 et m = 1, donc m+n = 2, qui inspire le nom de terme carré ou quadratique, sont plus amples que ceux pour lesquels n+m = 3 (les termes cubiques), 4 (les termes bicarrés), 5, etc.

Quand les deux fréquences de stimulation sont proches de la fréquence caractéristique, à faible niveau de stimulation on observe une réponse déjà complexe, dans laquelle, en plus des vibrations aux fréquences f1 et f2, quelques composantes supplémentaires sont présentes aux fréquences 2f1-f2, 2f2-f1, 2f1+f2 et 2f2+f1. Ce sont les quatre composantes cubiques possibles, et il n'y en a pas d'autres. A fort niveau, d'autres composantes de combinaison émergent, mais pas à de nombreuses fréquences, contrairement au cas de stimuli loin de la fréquence caractéristique. On observe encore les composantes cubiques, déjà vues à faible niveau, et de manière frappante, avec la même différence d'énergie par rapport aux réponses à la fréquence de chaque stimulus que dans le cas de la stimulation faible. Plus précisément, les réponses à la fréquence de chaque stimulus ont bien sûr augmenté (d'un facteur X lorsque le stimulus est 10 fois plus intense… et un élément intrigant est que X n'est pas égal à 10, mais inférieur), mais les réponses aux fréquences de combinaison ont aussi augmenté d'un facteur X, pas plus. Dans le cas précédent de stimuli hors résonance, les réponses aux fréquences de combinaison augmentaient beaucoup plus vite que les réponses aux stimuli. De manière frappante, la réponse quadratique à f2-f1, qui selon le raisonnement d'Helmholtz devrait être la plus ample, est absente même à fort niveau. Helmholtz considérait un système physique oscillant classique quelconque qui présente une non-linéarité de saturation. Le système étudié par Barral et Martin, aux fréquences proches de sa fréquence caractéristique, n'est ni classique ni saturant, il présente une non-linéarité essentielle, même à faible niveau. En revanche, le même système, aux fréquences éloignées de sa fréquence caractéristique, retrouve un comportement classique.

L'utilisation d'une concentration augmentée d'ions calcium permet de modifier les propriétés amplificatrices de la cellule ciliée, nous l'avons déjà mentionné pour les cellules ciliées d'amphibiens. Lorsque la cellule est placée à une concentration qui la rend inactive, elle continue à produire des vibrations de combinaison, mais cette fois, même lorsque les fréquences des stimuli sont proches de la fréquence caractéristique de la cellule, les vibrations produites perdent leurs propriétés "exotiques", et se comportent comme celles produites par un système classique.

Nous avons déjà signalé un autre trait inhabituel propre au cas de cellules stimulées à des fréquences proches de leur fréquence caractéristique, en présence d'une concentration de calcium qui permet leurs oscillations spontanées. La croissance des réponses de la touffe stéréociliaire avec le niveau des stimuli n'est pas intuitive. En effet, celles-ci augmentent d'un facteur inférieur à celui dont les deux stimulus augmentent; la cellule a une réponse dite compressive, avec un taux de compression de l'ordre de 1/3. Ceci veut dire que lorsque le stimulus est multiplié par 10, les réponses ne sont multipliées que par 10 à la puissance 1/3, soit 10^(1/3) = 2,15. Lorsque les stimulations sont effectuées à des fréquences éloignées de leur fréquence caractéristique, ou quelles que soient les fréquences si la concentration de calcium est anormale et que la cellule n'a plus d'activité spontanée, la cellule a une réponse qui augmente au même taux que les stimulus.

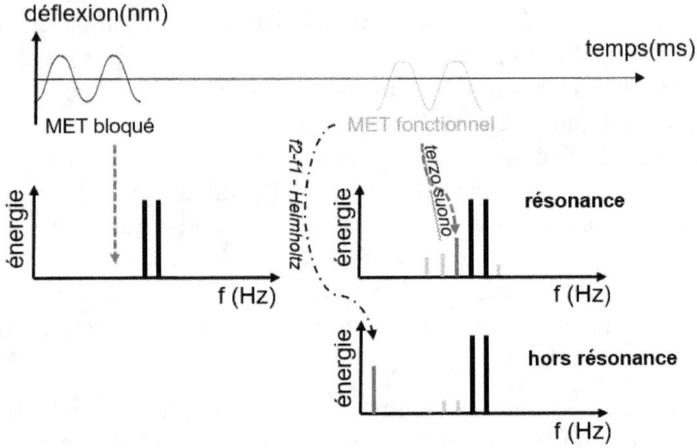

Figure 15: La vibration stéréociliaire est à la fois déformée par le jeu des ouvertures de canaux MET, et amplifiée de manière dosée si la fréquence de stimulation est proche de la fréquence de résonance. Lorsque le stimulus est constitué de deux fréquences pures (deux lignes verticales riches en énergie dans le spectre), si les canaux MET sont bloqués ou absents (à gauche), le spectre des réponses de la cellule reste limité à deux lignes verticales (en bas à gauche). Lorsque les canaux MET fonctionnent, ce qui déforme les vibrations (en haut à droite), le spectre présente des composantes additionnelles qui correspondent aux sons de combinaison. A résonance, (spectre au milieu à droite), la composante cubique à 2f1-f2 domine, c'est le "terzo suono", alors que la composante quadratique d'Helmholtz est très faible. Hors résonance, (spectre en bas à droite), c'est la composante quadratique d'Helmholtz qui domine. Les propriétés compressives des vibrations à résonance rendent l'énergie du "terzo suono" très stable par rapport à celles des stimuli primaires, il est toujours détectable, alors que hors résonance, la composante quadratique disparait aux bas niveaux. L'observation du spectre des réponses à un stimulus bitonal permet donc un diagnostic fin de la situation : en panne, hors résonance, à résonance.

Si on compare les réponses de la cellule, à des fréquences proches de sa fréquence caractéristique et avec une concentration appropriée de calcium, à celles lorsque la cellule n'est plus active, les réponses sont toujours plus amples lorsque la cellule est active, mais elles augmentent moins vite avec le niveau de stimulation.

On ne peut qu'être frappés par la bonne correspondance entre les observations modernes sur des systèmes parfaitement contrôlés et celles publiées par Tartini. Nous n'avons pas encore cité dans ce chapitre une propriété observée par Tartini, pas très intuitive et d'ailleurs, contestée par Romieu, cité par d'Alembert, celle d'un son de combinaison entendu plus fort lorsque les niveaux des sources de sons primaires sont proches plutôt que différents, c'est-à-dire à mi-chemin entre deux instrumentistes jouant chacun l'un des deux sons primaires.

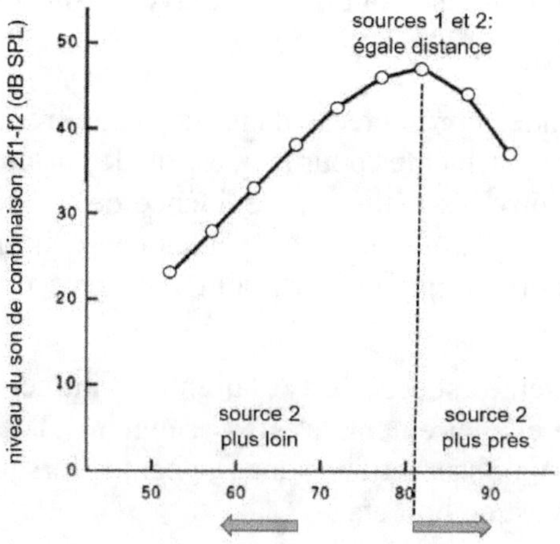

Figure 16: Niveau de la distorsion cubique mesurée dans les potentiels électriques produits par une oreille interne de mammifère. Elle présente un maximum net lorsque les deux stimulations primaires d'intensités égales sont produites par des sources à égale distance de l'oreille. Les mesures dans un modèle non biologique, un circuit électronique délibérément rendu non linéaire, coïncident avec les mesures physiologiques : cette propriété est générique (d'après Engebretson et Eldredge 1968).

C'est une propriété classique des systèmes distordants, non spécifique de la cochlée. Elle a été signalée dès 1940 par Wever et Lawrence grâce à des mesures systématiques indirectes des courants de mécanotransduction dans la cochlée. Les courbes traçant le niveau du produit de distorsion à 2f1-f2 montrent une forte croissance lorsque l'un des niveaux de son primaire est gardé fixe alors que l'autre augmente, puis la courbe tend à plafonner et s'inverser, le sommet étant atteint lorsque les niveaux des deux primaires, le fixe et le variable, sont proches. Cette propriété n'a rien d'"essentiel", car un circuit électronique banalement distordant possède le même comportement, qui est d'ailleurs prédit par les développements en séries trigonométriques proposés par Helmholtz pour expliquer la survenue des différents sons de combinaison lorsque deux sons primaires rencontrent un élément distordant. Il n'en reste pas moins que la détection de cette propriété prouve le sens de l'observation aiguisé dont faisait preuve Tartini.

Conclusion

Les études présentées dans ce chapitre sont les plus directement pertinentes pour la question de l'origine du troisième son, parce qu'elles mettent en évidence de manière consistante ses propriétés exotiques, non seulement comment elles sont perçues, mais comment elles sont mesurées directement à la source.

Le système source est clairement intracochléaire selon Goldstein, et clairement, c'est le canal MET selon Barral et Martin. Trois observations sont frappantes lorsque la source de distorsions est en bon état,

- la prédominance du son de combinaison à 2f1-f2, celui décrit par Tartini, et Tartini seul, avant les expériences du vingtième siècle,
- la très faible quantité d'autres sons de combinaison, et notamment aux niveaux sonores ordinaires, la quasi-absence de sons comme f2-f1 et encore plus, f2+f1, le son de combinaison additive qu'Helmholtz seul a décrit comme audible,

- et enfin, la prédominance du son à 2f1-f2 parce que la diminution de son niveau lorsque les sons primaires diminuent est très lente, au point que si on le réfère au niveau des sons primaires, son niveau relatif ne diminue pas. Il n'est donc pas une résultante d'un mécanisme physique de saturation présent seulement au-dessus d'un certain niveau, mais il est "essentiel", intrinsèque à la cochlée,

avec une observation *a contrario*, qui est que c'est quand la source de distorsion est en mauvais état, que toutes ces propriétés exotiques disparaissent de concert. Seule survit alors la distorsion d'Helmholtz, à f2-f1, mais principalement en réponse à des niveaux de sons primaires élevés.

La hauteur "erronée" attribuée par Tartini au troisième son est la preuve que lui seul a entendu le troisième son physiologique. La détection d'un troisième son même pour des niveaux modérés, comme on les imagine à trois mètres de distance d'instrumentistes jouant chacun une note primaire (hélas, Tartini n'avait aucun moyen de quantifier le niveau), suggère que le troisième son de Tartini était bien "essentiel" au sens de Goldstein c'est-à-dire persistant aux faibles niveaux. D'ailleurs Tartini ajoute un élément qui va dans ce sens : "*à mi-chemin des deux joueurs, vous l'entendrez très bien* [le "*terzo suono*"], *bien que vous puissiez l'entendre suffisamment dans n'importe quel site*", **n'importe quel site**, donc à plus grande distance de deux joueurs de hautbois que les 5 ou 6 pas où il les avait placés.

Chapitre 8 - Le compromis de l'oreille interne : la bifurcation de Hopf

L'oreille interne, dans toutes les espèces douées de la capacité de détecter des sons, même des espèces primitives et nous avons évoqué précédemment les insectes –voir aussi (Albert 2016)-, est dotée de récepteurs aux vibrations sonores capables de transduction mécanoélectrique. Ces récepteurs, au cœur du propos de ce livre, exploitent le phénomène de résonance, de sorte que leur détection des sons se fait selon un principe de tri des fréquences. Il n'est pas nécessaire de connaitre la physiologie moléculaire pour avoir l'idée de ce principe de codage des sons. Les résonances étaient bien appréhendées par les anciens, qui exploitaient celles des cordes vibrantes ou des colonnes d'air pour produire des sons musicaux. Pour ce qui est de la perception des sons, la théorie de Du Verney attribuait à la lame spirale osseuse le rôle de résonateur gradué. Pour Helmholtz, les "fibres", c'est-à-dire les piliers de Corti reliés à la membrane basilaire étaient les résonateurs, et les neurones auditifs, l'équivalent de "fils télégraphiques". Békésy a ensuite raffiné la description pour tenir compte de la présence de fluide couplant les unes aux autres les différentes sections résonnantes de la membrane basilaire pour aboutir à une onde de surface sur la membrane basilaire, chez les mammifères. Les stéréocils, microvillosités qui hébergent les canaux de transduction, ont eux-mêmes des propriétés de résonateurs avec à l'instar des cordes vibrantes, une fréquence de résonance différente selon la hauteur ciliaire. La résonance est donc au cœur du rôle mécanique principal de l'organe, celui d'analyseur de fréquences.

L'équation décrivant le comportement d'un résonateur simple est du programme élémentaire de physique au lycée, c'est une équation différentielle dite du deuxième ordre à coefficients constants. Un système résonateur simple se ramène à une masse m suspendue à un ressort de rigidité k. Une masse présente une certaine inertie, et lorsqu'elle est animée d'une vitesse v, elle transporte une énergie dite cinétique $Ec = \frac{1}{2} mv^2$. Ec est proportionnelle à la masse et elle quadruple lorsque la vitesse double. La rigidité d'un ressort traduit le fait que lorsque ce ressort est déplacé de sa position d'équilibre, étiré ou comprimé, il exerce une force de rappel F = -kx proportionnelle au déplacement x et à la rigidité k. Le ressort accumule une énergie (dite potentielle pour décrire le fait qu'elle est capable d'être stockée, puis plus tard libérée lorsque le ressort est laissé libre de se déplacer), $Ep = \frac{1}{2} kx^2$. L'équation du mouvement en l'absence de force extérieure appliquée au système décrit son déplacement x en fonction du temps, avec des termes qui font intervenir ce déplacement (rappelons que –kx est la force exercée par le ressort lorsqu'il est déplacé de x), la vitesse du résonateur, qui est la dérivée du déplacement par rapport au temps notée dx/dt (même si on n'est pas familier des dérivées, une vitesse est bien la distance parcourue, dx, pendant le temps donné dt), et l'accélération d^2x/dt^2. L'accélération est la vitesse à laquelle la vitesse varie, donc la dérivée de la dérivée de x, d'où la notation en dérivée seconde d^2x/dt^2.

$$m\, d^2x/dt^2 + \alpha\, dx/dt + k\, x = 0 \qquad (1)$$

Le coefficient α caractérise la force de frottement visqueux qui s'applique au résonateur en mouvement. Cette force s'oppose toujours au mouvement, et elle est proportionnelle à la vitesse de ce mouvement. D'où son expression, α dx/dt.

Pour comprendre le comportement de ce résonateur simple, il nous suffit de savoir qu'en l'absence de frottement, le résonateur adopte une oscillation sinusoïdale non amortie, à une fréquence privilégiée qui est sa fréquence de résonance, f0. Cette fréquence est donnée par $2\, \pi\, f0 = (k/m)^{1/2}$, qu'on écrit parfois $\omega 0 = (k/m)^{1/2}$. Tandis que le terme f0 représente la fréquence, sa multiplication par $2\, \pi$ donne ω0 appelée la pulsation. Le résonateur possède une excursion maximale où le ressort est comprimé ou étiré de manière maximale. Il accumule alors toute l'énergie du système tandis que la masse à l'arrêt n'a plus d'énergie cinétique. Lorsque la masse repart et que le ressort repasse par sa position d'équilibre, il a alors cédé toute son énergie à la masse qui possède alors une vitesse maximum. L'oscillation se déroule indéfiniment tandis que masse et ressort échangent l'énergie, tantôt cinétique pure, tantôt potentielle pure, tantôt une combinaison de ces deux formes.

Evidemment, cette situation est théorique, car le frottement existe même dans les résonateurs les moins amortis. Lorsque α est non nul, mais encore faible, l'oscillation initiale du résonateur, amorcée lorsqu'un opérateur tire sur la masse m pour la déplacer de sa position de repos pour laquelle $x = 0$, se produit, mais ne perdure pas. Chaque échange d'énergie entre masse et ressort se produit avec de moins en moins d'énergie totale, car celle-ci est progressivement dissipée sous forme de chaleur à cause des frottements. L'oscillation se produit toujours à une fréquence proche de la résonance f0, mais l'amplitude est affectée d'une décroissance en fonction du temps dite exponentielle (qui traduit la perte d'un pourcentage donné de l'énergie totale à chaque oscillation), de la forme $e^{-\lambda t}$ avec $\lambda = \alpha/2m$.

Lorsque α est grand, il se peut même qu'aucune oscillation ne se produise si la totalité de l'énergie est dissipée la première fois où la masse m initialement déplacée revient vers la position d'équilibre.

Si le résonateur est exposé à une force extérieure qui lui fait effectuer des oscillations forcées, par exemple pour les structures auditives, sous l'effet d'un son extérieur à la fréquence f, l'équation (1) va devenir

$$m\, d^2x/dt^2 + \alpha\, dx/dt + k\, x = F_{extérieure} \qquad (2)$$

avec $F_{extérieure} = F_0 \sin(2\pi ft)$.

Une fois encore, chacun des trois termes de gauche représente une des formes sous lesquelles se répartit l'énergie qui anime l'oscillateur. Avec l'application de la force extérieure, le système va connaitre des oscillations forcées à la fréquence appliquée f, même si celle-ci diffère de sa fréquence de résonance naturelle f0. L'amplitude des oscillations forcées dépend de la différence entre la fréquence de stimulation f et la fréquence de résonance. La mise en mouvement de la masse m se heurte à son inertie, car, plus la masse m est grande, plus elle est difficile à mobiliser et plus l'accélération que peut adopter l'oscillateur est faible, surtout aux hautes fréquences. En effet, pour un mouvement sinusoïdal de fréquence f (pour lequel $x = x_0 \sin(2\pi ft)$), le terme d'accélération d^2x/dt^2 est de la forme $x_0.f^2.\sin(2\pi ft)$, qui varie comme le carré de f, donc est multiplié par 4 quand f est multipliée par 2. Indépendamment des formules de dérivée, c'est une règle empirique évidente qu'il est difficile de faire bouger rapidement un objet de grande masse.

Un autre facteur qui influence la manière dont un oscillateur peut être mis en mouvement est la rigidité de son ressort. Empiriquement, on sait qu'un ressort très rigide est d'autant plus difficile à maintenir tendu avec une amplitude donnée qu'il est rigide. Il est plus facile de lui imprimer un mouvement oscillant de la même amplitude que précédemment lorsque ce mouvement est de plus en plus rapide. Masse et rigidité ont donc des effets qui varient en sens inverse lorsque la fréquence varie. Lorsque la fréquence imposée de l'extérieur est la fréquence de résonance naturelle de l'oscillateur déjà vue plus haut, $f0 = \omega 0/2\pi$, avec $\omega 0 = (k/m)^{1/2}$ déterminée par le rapport entre la rigidité et la masse du système, l'effort effectué pour vaincre l'inertie de la masse m est restitué en entier une fraction de période plus tard pour aller vaincre la rigidité k, qui le restitue pour revenir mobiliser m, etc. De ce fait, une fois le résonateur mobilisé, masse et rigidité échangent harmonieusement les énergies mises en jeu et le système se met à osciller de manière ample sans effort indu. C'est pourquoi il y a résonance, et l'amplitude communiquée à l'oscillateur par une force extérieure donnée est maximum. On parle du pic de résonance (figure 17).

Le terme médian de la partie gauche de l'équation (2) décrit, comme dans (1), l'amortissement du système dû au frottement visqueux. Il joue les trouble-fêtes en consommant un peu de l'énergie échangée entre masse et rigidité. L'énergie perdue est irrécupérable autrement que sous forme de chaleur. Le frottement dégrade ainsi la qualité de la résonance, limite son amplitude et entraine l'arrêt de l'oscillateur au bout de quelques cycles d'oscillation lorsque la force extérieure disparait. Une des conséquences de ce que la résonance est dégradée est que le système devient relativement plus tolérant aux fréquences extérieures éloignées de f0, puisque la différence d'amplitude de réponse est estompée.

De manière générale, la résonance favorise les oscillations forcées dans un intervalle de fréquence centré sur f0, d'autant plus étroit que le frottement sera faible. Pour décrire cet aspect de la résonance, on définit son facteur de qualité Q qui est lié au rapport entre l'énergie maximum stockée par le système et l'énergie dissipée par frottement pendant une période. C'est aussi le rapport entre la fréquence de résonance f0 et la bande passante Δf qui décrit la largeur du pic de résonance. On a donc :

$Q = f0/ \Delta f = \omega 0/2\lambda$, avec λ (proportionnel à α) impliqué dans la décroissance de l'oscillation sous la forme exponentielle $e^{-\lambda t}$ (voir plus haut) lorsqu'on arrête la stimulation.

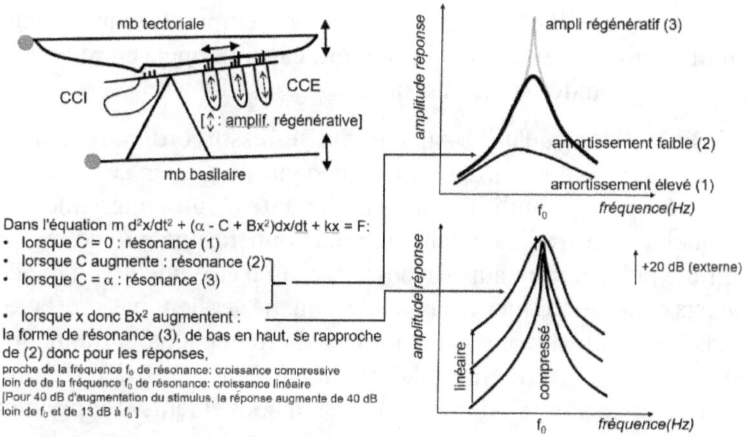

Figure 17: En haut à gauche, section de l'organe de Corti montrant les résonateurs impliqués dans la réponse aux vibrations à une fréquence donnée. Les cellules ciliées externes CCE prises en cisaillement entre membranes basilaire et tectoriale qui pivotent autour d'axes différents fournissent l'amplification régénérative qui compense l'amortissement apporté par α (en bas à gauche). Les résonances (en haut à droite) s'affinent autour de leur fréquence de résonance f0, de (1) à (3), au prix d'une instabilité et d'une imprécision temporelle. Mais lorsque le niveau de stimulus augmente (en bas à droite), le terme Bx^2 réduit ces défauts au voisinage de f0 tout en étant neutre aux fréquences hors résonance.

Pour qu'un résonateur soit très sélectif en fréquences (une propriété requise pour un résonateur du système auditif), c'est-à-dire pour que son Δf soit faible et son facteur de qualité élevé, il faut λ petit, mais d'une part ce n'est pas évident d'avoir un frottement visqueux faible pour un organe de Corti plongé dans un milieu liquide, et d'autre part l'exponentielle $e^{-\lambda t}$ décroit d'autant plus lentement, ce qui veut dire que le résonateur peu amorti continue à osciller longtemps (c'est-à-dire plusieurs périodes d'oscillation à sa fréquence de résonance) après l'arrêt d'une stimulation. De manière miroir, à l'application d'une stimulation, le résonateur peu amorti a besoin de plusieurs périodes d'oscillation avant d'atteindre sa réponse maximale. Ceci est pénalisant pour la précision temporelle du codage auditif, or celui-ci est très important, car il permet, entre autres, la localisation des sources sonores.

On voit donc qu'un résonateur masse-ressort ordinaire remplit de manière seulement en partie adéquate le cahier des charges des récepteurs auditifs en permettant à un intervalle de fréquences restreint de faire répondre un résonateur donné. Il semble présenter un autre avantage, celui d'être linéaire, donc de ne pas créer de fréquences parasites, qui ne seraient pas présentes dans le stimulus. Donc, un stimulus à la fréquence f entraine une réponse de haute fidélité à la même fréquence f et rien d'autre. Mais il présente de nombreux autres inconvénients. Le premier est que le frottement dégrade la sélectivité en fréquences, et Thomas Gold en 1948 avait souligné que le modèle de Békésy ne pouvait pas expliquer la sélectivité en fréquences exceptionnelle mesurée dans une oreille normale. Il a alors fallu supposer, pendant toutes les années 1960 à 80, l'existence d'un système de deuxième filtre, mis en place seulement au-delà de la cochlée, au niveau neuronal, capable d'affiner la sélectivité par rapport à celle permise par la membrane basilaire. Le deuxième inconvénient (présenté ci-dessus comme un avantage apparent !) est que la réponse du résonateur est proportionnelle de manière stricte à l'amplitude du stimulus. Mais entre le seuil auditif et le seuil de douleur, cette amplitude varie d'un facteur un million. Et on sait que les structures de la cochlée ne survivent pas à une oscillation de plus de quelques dixièmes de micromètre… ce qui force à imaginer que leur début de réponse se produirait pour des vibrations (au seuil auditif) de quelques dixièmes de picomètre. Cette valeur représente un centième du diamètre de l'atome d'hydrogène, le plus petit existant, elle est donc difficilement concevable. Le troisième inconvénient est celui que nous avons vu en parlant de facteur de qualité, qui est le manque de précision temporelle d'un résonateur très fin.

Comment imaginer des remèdes à chacun de ces inconvénients ? Si on arrivait à compenser la perte d'énergie liée au frottement par un dispositif producteur d'énergie à la cadence des oscillations, on pourrait créer un frottement équivalent négatif, et ainsi annuler l'amortissement. C'est la solution générique d'amplificateur régénérateur que Gold proposait, fort de son expérience en électronique dans laquelle les dispositifs équivalents au frottement négatif étaient déjà courants. C'est ainsi qu'il étudiait les signaux électromagnétiques infimes émis par les galaxies lointaines au moyen d'antennes de radiotélescope. Mais la situation créée est instable, car il suffit d'apporter un tout petit peu plus d'énergie que celle qui a été perdue pour que l'oscillation augmente à chaque période d'oscillation, et ce indéfiniment. Mécaniquement, une telle compensation est créée lorsque des passants marchent en cadence sur une passerelle à la fréquence à laquelle cette passerelle oscille naturellement. Une coordination entre les oscillations peut aboutir à relancer l'oscillateur à chaque période, de manière initialement amusante. Mais les mouvements de l'oscillateur peuvent très vite adopter une énorme amplitude, plusieurs milliers de fois plus grande qu'initialement et dangereuse, voire destructrice, alors que les passants n'apportent à chaque pas qu'une énergie très modeste. Il suffit que celle-ci compense un peu plus que l'énergie perdue par frottement, cycle par cycle, pour que le résonateur qui n'est plus limité par son frottement devienne incontrôlable. Le pont suspendu de la Basse-Chaine, à Angers, s'est effondré en 1850 lors du passage d'un bataillon du 11ème régiment d'infanterie légère, faisant 223 morts, peut-être en raison de la marche au pas (mais il semble que celle-ci ait été interrompue au moment de la traversée, et en tout cas elle est strictement interdite depuis, à la traversée d'un pont). Une autre hypothèse est l'entrée en résonance du tablier avec le vent qui soufflait en tempête ce jour-là, les militaires n'étant que des victimes innocentes d'un concours de circonstances. Un accident similaire, mais heureusement sans victime humaine s'est produit dans le détroit de Tacoma, près de Seattle aux USA, en 1940. Le pont suspendu inauguré quelques mois auparavant s'est effondré un jour de grand vent, en raison d'un couplage entre ses oscillations naturelles en torsion et les forces oscillantes produites par le vent lors des changements d'incidence du pont par rapport à l'écoulement aérien, qui malencontreusement se produisaient exactement à la même cadence.

L'amélioration proposée par Gold à un résonateur masse-ressort pour diminuer son amortissement s'est révélée présente dans la cochlée, le rôle de régénérateur étant rempli par les cellules ciliées externes dotées d'électromotilité. Leur mécanisme qui repose sur la contractilité de la protéine "prestine" présente en abondance au niveau de la membrane cellulaire latérale garantit en même temps une haute sensibilité et une haute sélectivité en fréquences, la haute sensibilité étant traduite par une amplification d'un facteur 1000 des vibrations les plus petites audibles. Les mesures montrent que celles de l'ordre du picomètre, une fois amplifiées, s'approchent de quelques dixièmes de nanomètre, ce que les mesures intracochléaires les plus fines corroborent.

Les trois inconvénients cités plus haut, instabilité, risques à haut niveau et imprécision temporelle, peuvent être réglés d'un seul coup par un dispositif permettant d'ajuster l'amplification à l'amplitude des vibrations extérieures, avec un paramètre permettant au frottement d'être modulé selon le régime d'oscillation. Le "cahier des charges" d'un système auditif optimal s'accommoderait bien de dispositifs oscillants résonnants dotés de deux régimes :

- l'un permettant une détection ultrasensible de sons très faibles, avec une forte amplification et une haute finesse spectrale, quitte à ce qu'il soit nécessaire au système d'osciller pendant plusieurs cycles avant d'atteindre son plein régime,

- l'autre permettant une réponse dépourvue d'amplification, mais très rapide et fidèle (linéaire) aux hauts niveaux,

avec une transition progressive entre ces deux régimes. Cette transition rappelle l'expérience de Barral et Martin décrite dans le chapitre précédent, avec modulation soit par la fréquence de stimulation soit par la concentration d'ions calcium.

Le système le plus général qui remplit ce double impératif présente une bifurcation dite de Hopf, grâce à un paramètre de contrôle qui agit sur le terme de frottement de l'équation du mouvement du système. Le paramètre de contrôle est ajustable au voisinage d'une valeur critique telle que le frottement passe du positif au négatif. Lorsque ceci se produit, le système change brutalement de comportement spontané (c'est-à-dire lorsqu'il n'est soumis à aucun stimulus) : il "bifurque". Avec un frottement positif, il peut osciller à sa fréquence de résonance, mais l'oscillation s'amortit jusqu'à l'immobilité. Avec un frottement négatif, il est instable, même s'il est au repos initialement, car la moindre perturbation peut déclencher une oscillation très ample. Avec un frottement nul, il est en quelque sorte à l'affut de la moindre vibration extérieure qui lancerait son oscillation (Hudspeth 2008).

Pour réaliser un système réel doté d'une bifurcation de Hopf à partir d'un oscillateur constitué par une masse, un ressort et un amortisseur, on repart de l'équation du mouvement sous l'effet d'une force extérieure (2) pour lui conférer un dispositif actif approprié. Son équation du mouvement devient :

$m\, d^2x/dt^2 + \alpha\, dx/dt + kx = Fa \text{ (active, interne)} + F_{extérieure}$ (3)

Petit aparté avant de définir le choix pour Fa. Lors d'une oscillation forcée, le terme x est une fonction sinusoïdale du temps, par exemple $x = x_0 \sin(2\pi ft)$. Le terme de frottement dx/dt est donné par la dérivée du sinus, qui est un cosinus, $dx/dt = 2\pi f\, x_0 \cos(2\pi ft)$. Celui-ci s'écrit aussi $2\pi f\, x_0 \sin(2\pi ft + \pi/2)$. On dit que la vitesse d'un objet en mouvement sinusoïdal est en déphasage de $\pi/2$, soit 90 degrés, avec le déplacement. Indépendamment des mathématiques, ceci se comprend aisément. Lorsque le déplacement est maximum, la vitesse est nulle et lorsque le déplacement s'annule avant que l'objet oscillant ne reparte vers son point d'excursion maximum opposé à celui qu'il vient de quitter, la vitesse devient maximum. Vitesse et déplacement sont sinusoïdaux tous les deux, mais en déphasage d'un quart de cycle ($\pi/2$ puisqu'un cycle correspond à 2π). Pour exprimer un quart de cycle, on dit aussi en quadrature, l'une des entités est maximum quand l'autre est nulle.

Si la force Fa (dans la cochlée, celle exercée grâce à l'action de la prestine d'une cellule ciliée externe, sur la touffe stéréociliaire qui surmonte la cellule, via un couplage qui implique les structures environnantes) est ajustée pour tomber en phase avec la vitesse de l'oscillation ($Fa = C\, dx/dt$), elle se combine alors au terme $\alpha\, dx/dt$ pour contribuer par un terme qui se soustrait à α en donnant l'équivalent d'un frottement négatif. Le dispositif actif rend alors au système une partie de l'énergie qu'il a perdue par frottement "ordinaire". Comme un oscillateur à frottement négatif constant serait instable et verrait son amplitude de vibration augmenter jusqu'à la destruction, il faut inclure à la contribution active un terme limiteur, le plus simple étant un terme proportionnel au carré de l'amplitude de sorte qu'il ait toujours le même signe, que l'amplitude soit positive ou négative. Avec ce terme en x^2 qui fait diminuer la contribution active lorsque l'amplitude de vibration augmente :

$$Fa = (C - Bx^2)\, dx/dt$$

L'oscillateur ainsi mis en équation :

$$m\, d^2x/dt^2 + (\alpha - C + Bx^2)dx/dt + kx = F_{extérieure} \qquad (4)$$

a été décrit de manière générique par Balthasar van der Pol dans les années 1920. Ce physicien ne s'intéressait probablement pas à l'audition non linéaire, mais il travaillait chez Philips sur des circuits électroniques à lampes dont le comportement était bien décrit par l'équation de van der Pol. La valeur critique du coefficient C qui décrit la manière dont le système bifurque est $C_{critique} = \alpha$, puisque pour cette valeur, tant que x est très petit, le coefficient de frottement devient nul. En l'absence de stimulus, $F_{extérieure} = 0$, l'oscillateur produit alors spontanément des oscillations à sa fréquence de résonance $f0 = 1/2\pi \sqrt{(k/m)}$.

Heureusement pour sa survie, le système est alors stabilisé par la limitation d'amplitude des réponses permise par le terme en B qui fait que, plus une réponse est ample, plus le terme de frottement dépendant de B augmente de sorte que l'oscillateur s'autolimite. Lorsque C est inférieur à la valeur critique $C_{critique} = \alpha$, le frottement reste positif et l'oscillateur a un comportement "ordinaire" amorti, dépourvu d'instabilité.

Lorsque l'oscillateur est critique et que le stimulus extérieur F est une sinusoïde à sa fréquence de résonance, un résultat intéressant est que la non-linéarité correspondant au terme Bx^2 de l'équation de van der Pol engendre des harmoniques de la fréquence de résonance. En effet, la force extérieure sinusoïdale de fréquence f force initialement une réponse de la forme $x = x_0 \sin(2\pi ft)$ à la même fréquence, comme pour l'équation (2). Le terme de frottement fait apparaitre $Bx^2\, dx/dt$ qui est donc de la forme $Bx_0^2 \sin^2(2\pi ft)\, 2\pi f\, x_0 \sin(2\pi ft + \pi/2)$, où l'on voit apparaitre un terme cubique en $\sin^3(2\pi ft)$. Dans la solution de l'équation de van der Pol, des fréquences harmoniques de la fréquence f appliquée grâce à la force extérieure émergent. Parmi ces harmoniques, la composante quadratique (à la fréquence 2f) est très faible, et le terme dominant est cubique (3f).

Dans la cochlée se trouve une source de non-linéarité encore plus puissante que celle des circuits de van der Pol qui résultent du terme limiteur Bx^2. Nous avons vu précédemment que la rigidité associée aux stéréocils est fortement non linéaire à cause de la relaxation du ressort d'ouverture d'un canal MET lorsque ce dernier s'ouvre. Dans l'équation de van der Pol déjà citée (4) :

$$m\, d^2x/dt^2 + (\alpha - C + Bx^2)dx/dt + kx = F_{extérieure}$$

le terme k n'est pas constant, mais dépend de x de manière décrite par une fonction k(x) qui diminue lorsque x, la déflexion, déclenche l'ouverture de canaux MET, donc l'équation s'écrit en fait :

$$m\, d^2x/dt^2 + (\alpha - C + Bx^2)dx/dt + k(x)\, x = F_{extérieure} \qquad (5)$$

Lorsqu'on effectue l'expérience de Tartini avec une stimulation à deux fréquences proches f1 et f2, les distorsions d'intermodulations produites en abondance grâce au terme k(x) existeraient (et de fait, existent) même si la cochlée devient passive, avec C = 0 (dans ce cas, $\alpha - C + Bx^2 = \alpha + Bx^2 \approx \alpha$ car le terme Bx^2 étant très petit, ne se manifeste que lorsque α - C est lui-même très petit). Les différentes intermodulations produites sont alors conformes aux attentes d'Helmholtz, dominées par le terme f2-f1.

Mais pour une cochlée active, avec C proche de α, le terme en dx/dt est constitué principalement de Bx^2 dx/dt et les intermodulations sont alors dominées par la distorsion cubique à 2f1-f2, Bx^2 dx/dt faisant apparaitre des produits de sinus et/ou cosinus affectés d'une puissance 3 comme nous l'avons vu un peu plus haut. La distorsion favorite d'Helmholtz, f2-f1, n'y figure plus. C'est une des caractéristiques d'un oscillateur critique qu'Helmholtz ne pouvait pas connaitre.

Une autre caractéristique vient de la formule qu'on peut démontrer à partir de l'équation (5), qui indique que l'intensité de la réponse X à un stimulus sinusoïdal est liée à l'amplitude F du stimulus extérieur par la relation $F = A_1X + A_2 X^3$. A_1 fait intervenir la différence α - C et la différence entre la fréquence appliquée et la fréquence de résonance de l'oscillateur, et A_2 est proportionnelle à B. Lorsque l'oscillateur est critique (C = α) et stimulé à résonance, le coefficient A_1 s'annule et il reste alors :

$$F = A_2 X^3 \qquad (6)$$

La réponse X du système augmente donc comme la puissance 1/3 du stimulus F, beaucoup plus lentement, ce phénomène de croissance lente s'appelant compression. Lorsque F varie de 1 à un million, X ne varie que d'un facteur 100. Cette propriété est très utile lorsqu'un système fragile et sensible doit répondre à un stimulus couvrant un intervalle de niveaux énorme, comme l'organe sensoriel auditif dans la cochlée. Elle correspond à ce qui est mesuré expérimentalement. Enfin il est frappant que le système auditif soit contrôlé par sa non-linéarité même pour des niveaux de stimulation très faibles. En fait dans ce formalisme, aucun niveau de stimulation n'est assez faible pour faire disparaitre le terme cubique. Cette non-linéarité est bien "essentielle" au sens proposé par Julius Goldstein.

Helmholtz avait très justement exprimé qu'un oscillateur passif est toujours linéaire en réponse à des stimuli faibles, à cause des forces de frottement. C'est seulement lorsque le niveau devient intense que l'oscillateur passif peut donner des réponses contenant des harmoniques et des saturations, et les harmoniques les plus intenses sont toujours issues des termes quadratiques, donc aux fréquences 2f1, 2f2, f2-f1 et f2+f1, suivies des cubiques plus faibles, etc. Et l'amplitude des distorsions harmoniques et d'intermodulation croît comme la puissance 2 ou 3 selon qu'elles sont quadratiques ou cubiques. Les propriétés détectées par Tartini grâce à ses observations auditives, et mesurées deux siècles et demi plus tard sur les cellules sensorielles de l'oreille interne forment un tout différent, mais cohérent. Elles sont caractéristiques d'un oscillateur critique, rendu actif par un rétrocontrôle annulant le frottement et stabilisé par un terme non linéaire accompagnant le frottement. Ce terme doit être en phase avec la vitesse, et proportionnel au carré de l'amplitude de vibration. Le formalisme ci-dessus est schématique, et d'autres systèmes oscillants peuvent être conçus, avec différents générateurs de forces internes, qui présentent également une bifurcation de Hopf décrite par une équation un peu plus générale que celle de van der Pol. Mais ceci ne change pas fondamentalement les caractéristiques ni de compression ni de génération de distorsions essentielles cubiques.

Reste la question des intérêts et inconvénients de cette distorsion. L'intérêt mathématique est clair, la distorsion est le prix à payer pour avoir des résonateurs dans la cochlée qui combinent les avantages d'être au bord de l'auto-oscillation à très bas niveau de stimulation voire dans le silence, prêts à amplifier la moindre vibration dont la fréquence serait proche de la leur, et d'être amortis à hauts niveaux, avec une croissance des réponses compressive entre les deux régimes. Perceptivement, l'intérêt est considérable pour les neurones auditifs qui seraient incapables de coder pour l'étendue des puissances acoustiques audibles au quotidien sans cette amplification compressive. Le fait qu'elle soit présente, sur le même principe même si les mécanismes précis de mise en œuvre diffèrent, chez des êtres vivants moins évolués que les mammifères, prouve l'importance vitale du concept d'amplification compressive.

Mais la distorsion résultante est-elle perturbante ? Oui selon le grand mathématicien allemand Bernhard Riemann (1826 – 1866), pionnier des concepts géométriques à la base de la relativité générale, dans un article posthume (Riemann 1867; Bell 2021; Pesic 2014). Wever et Lawrence le rappellent dans le chapitre 9 de leur livre *Physiological Acoustics* paru en 1954. Riemann pensait inacceptable que l'oreille moyenne puisse distordre, car son intuition exigeait qu'un son soit transmis de manière parfaitement linéaire à l'oreille interne pour y être analysé. A l'époque, on croyait la distorsion de l'oreille originaire de l'oreille moyenne. Helmholtz concevait le jeu des osselets de l'oreille moyenne comme celui d'un mécanisme à cliquets (comme l'échappement à ancre d'un mécanisme d'horlogerie) qui transforme une oscillation régulière en mouvement saccadé. Comme l'écrit Helmholtz dans son chapitre "Description de l'oreille" : "*L'articulation, qui relie le marteau à l'enclume, peut être comparée, d'après son mode d'action, aux articulations dentelées, analogues à celles que nous trouvons dans une clef de montre. Si le manche du marteau, entrainant avec lui la membrane du tympan, est tiré en dedans, les deux prolongements dentelés de l'articulation se placent presque l'un sur l'autre, et l'enclume est obligée de suivre exactement le mouvement du marteau... Si, au contraire, le manche du marteau est tiré en dehors par la membrane du tympan, les dents de l'articulation se séparent, et le marteau se retire sans forcer l'enclume à participer à son mouvement. Cette disposition empêche que pour de fortes trépidations de la membrane du tympan, l'étrier ne puisse être arraché de la fenêtre ovale*"[13].

---

[13] Ce concept de mouvements complexes des articulations entre osselets de l'oreille moyenne a été validé depuis (Hüttenbrink 1988) avec des glissements dans des directions perpendiculaires à celles actionnées par les vibrations sonores, qui permettent de découpler les osselets lorsque leur est imposé un déplacement intense, dû à un changement brutal de pression atmosphérique consécutif à un éternuement, par exemple. Ce découplage protège l'oreille interne de tout barotraumatisme. Mais les vibrations sonores elles-mêmes

Bernhard Riemann aurait-il pensé la même chose s'il avait su que c'était l'oreille interne qui distordait, ou pas ? Il est remarquable qu'en géométrie riemannienne, la somme des angles d'un triangle n'est pas égale à π comme en géométrie euclidienne, ce qui force à considérer une sorte de distorsion comme possible, et même, documentable, même si elle contredit une vision trop intuitive... Et désormais il est reconnu qu'intuition ou pas, l'espace cosmologique n'est pas euclidien.

En tout cas, Helmholtz défendait la thèse opposée, selon laquelle il suffit, pour qu'un son possède une identité perceptive, que ce son ait le même effet sur l'oreille à chaque présentation, qu'il soit distordu ou pas. Selon Helmholtz, les sons de combinaison ne peuvent pas être perturbants. Par ailleurs, la théorie de la bifurcation de Hopf et les expériences telles que celle de Barral et Martin montrent que ces sons ont un nombre de composantes limité et un niveau limité, toujours présents, mais toujours discrets. Tartini comme Leopold Mozart leur trouvaient un intérêt didactique. La manière dont Tartini compose semble jouer systématiquement avec les sonorités riches que les combinaisons de notes permettent, avec peut-être la complicité explicite des sons de combinaison que les accords engendrent. Un dernier élément : Goldstein avait essayé, au décours de ses tests de certaines hypothèses quant à l'origine de la distorsion cochléaire, de pratiquer une double annulation. On se souvient que pour mieux étudier à l'oreille le son de combinaison à 2f1-f2, Goldstein synthétisait un son extérieur de fréquence très proche réglé en niveau et en phase pour éteindre le 2f1-f2 physiologique. La présence de ce son n'était pas évidente, mais sa disparition subite lors de l'expérience d'annulation l'était. Dans une autre expérience plus complexe, il avait aussi introduit un son extérieur à la fréquence 3f1-2f2 (le deuxième plus fort son de combinaison derrière 2f1-f2) pour annuler également ce son physiologique. Avec une double annulation des deux sons de combinaison les plus intenses, Goldstein rapporte qu'il entendait un son "particulièrement terne" constitué uniquement des sons primaires

n'entrainent aucune non-linéarité des mouvements des osselets jusqu'à des niveaux de l'ordre de 140 dB SPL, pour lesquels la cochlée risque la destruction !

purs… Ceci suggère que notre perception est enrichie plutôt que perturbée par la présence discrète de sons de combinaison.

On peut trouver une audition basée sur des oscillateurs critiques à bifurcation de Hopf chez des êtres vivants beaucoup moins évolués que les mammifères, ce qui indique l'importance pour un individu de bénéficier en un seul mécanisme des avantages auditifs précités. En effet, selon une vision évolutionniste, un montage complexe de protéines représente un coût métabolique qui ne se justifie que s'il confère un avantage reproductif aux individus qui en sont équipés. Sinon, une mutation qui ferait disparaitre un complexe superflu, mais dispendieux finirait par devenir majoritaire au sein de l'espèce. Les capacités permises par des récepteurs auditifs dotés d'oscillateurs critiques et émettant le troisième son doivent donc être décisives en termes d'avantage sélectif (de ce fait, le troisième son, à son "corps défendant", car il est un sous-produit, profite de cet avantage). Quelles sont les signatures de la présence d'oscillateurs critiques ?

- la mesure d'une résonance plus étroite chez l'animal vivant qu'après sa mort,
- la détection d'un comportement compressif dans la réponse du système à une stimulation externe de niveau croissant, avec comme corollaire une réponse plus ample pour la fréquence de résonance que pour d'autres fréquences pour les faibles niveaux de stimulus, mais pas pour les plus forts niveaux,
- la présence d'intermodulations sonores lorsque le système est stimulé par un couple de fréquences f1 et f2,
- la présence d'oscillations spontanées stables de faible amplitude et de fréquence égale à la fréquence de résonance du système, indiquant que le système est instable, mais autolimité en l'absence de stimulus externe.

Pour tout ceci, il n'y a même pas besoin d'un organe, une cellule mécanoréceptrice isolée peut suffire comme Barral et Martin l'ont démontré.

Chez les moustiques, l'organe détecteur de sons, l'organe de Johnston, se situe dans les antennes, à l'air libre. Une déflexion d'un dixième de millième de degré du récepteur suffit à déclencher une réponse électrique mesurable dans les neurones mécanorécepteurs (Göpfert 2000). Un rôle de l'organe auditif de moustique est de détecter les sons émis par un moustique de la même espèce et du sexe opposé au moyen des vibrations de ses ailes. Inutile de détailler les avantages en termes de capacité reproductive, vis-à-vis d'un moustique sourd qui peinerait à trouver l'âme sœur... Pour autant que cette capacité à repérer de loin un moustique du sexe opposé à des fins de reproduction nous afflige, car finalement c'est elle qui permet la dissémination de diptères hautement indésirables, véhicules des plus mortels des parasites et largement résistants aux stratégies déployées contre eux, elle présente des propriétés aussi fascinantes que celles que nous avons détaillées chez l'homme.

Une amplification (d'un facteur environ 10) et une résonance sont mesurées lorsque le moustique est vivant, qui disparaissent à sa mort ou qui n'existent pas vis-à-vis des sons émis par d'autres espèces. Lorsqu'une antenne de moustique est stimulée par deux sons purs aux fréquences f1 et f2, on détecte des sons d'intermodulation dont le spectre est tout à fait conforme à celui attendu dans le cas d'un oscillateur critique. Une observation intrigante est que chez certaines espèces de moustiques, les ailes des mâles et des femelles ne vibrent pas à la même fréquence, qui est plus élevée chez les mâles que les femelles. Cette situation est génératrice au niveau des antennes réceptrices de produits d'intermodulation dont le plus ample est à 2f1-f2, inférieur à la fréquence f1. Sa détection pourrait alors être plus efficace que celle de la fréquence directement émise par les mâles d'où l'hypothèse que la distorsion d'intermodulation permet de rendre détectable un son à f2 qui ne le serait pas sans distorsion en le transposant, en quelque sorte, à une fréquence plus basse, 2f1-f2. Si cette hypothèse était avérée, qu'en penserait Riemann ?

Chapitre 9 - Epilogue d'une longue enquête : affaire classée ?

Le développement des connaissances sur le système auditif entre 1714, date des premières observations de Tartini, et notre époque s'est étalé sur trois siècles, avec évidemment une forte accélération depuis la découverte de Kemp en 1978. Le troisième son qui interpellait les théoriciens de la musique puis ceux de la physiologie de l'audition à la recherche d'une base à notre perception de la musique a retrouvé une nouvelle jeunesse. Désormais on le trouve au cœur du mécanisme essentiel par lequel le système auditif optimise l'extraction des composantes sonores selon leurs fréquences, le long d'un intervalle de 12 ordres de grandeur de puissance acoustique. En tant qu'outil de dépistage de masse des troubles auditifs, il a révolutionné la prise en charge des surdités de l'enfant. La paternité de cet outil est indiscutable, elle revient à David Kemp en 1978, puis 1988 quand il a produit le premier outil de dépistage grand public, outil qui reste numéro un en 2022.

Et pourtant, pour citer Sweetman et Peter Dallos, en 1969, ce dernier étant un chercheur américain d'origine hongroise qui a beaucoup contribué à clarifier la signification physique des mesures des réponses de la cochlée et des récepteurs auditifs, entre les années 1960 et 2000, et notamment découvreur de la prestine:

"*Von Békésy (1960) and Wever and Lawrence (1954), for instance, report that it is possible to measure slight amounts of combination tone energy in front of the eardrum or round-window membrane with the aid of a probe tube microphone, even though the input stimuli are void of such energy.*"

"Von Békésy (1960) et Wever et Lawrence (1954), par exemple, rapportent qu'il est possible de mesurer une faible énergie acoustique à la fréquence de combinaison devant la membrane tympanique ou la membrane de la fenêtre ronde de la cochlée à l'aide d'une sonde constituée d'un microphone prolongé par un tube fin, même lorsque les stimuli d'entrée ne comportent pas d'énergie à cette fréquence."

Cette citation mérite d'être en gras, par sa puissance d'interpellation : les otoémissions avaient donc été mesurées acoustiquement 10 à 25 ans avant que Kemp ne leur donne une identité et une signification. Pourquoi ni Wever et Lawrence, ni Békésy, ni Dallos n'ont poursuivi l'idée ? A leur époque, on attachait plus d'importance aux réponses électriques directement enregistrées à partir de la cochlée, qu'aux corrélats acoustiques propagés vers l'extérieur. On craignait également la survenue de distorsions instrumentales génératrices des sons de combinaison d'Helmholtz… pourtant Dallos est formel, "*même lorsque les stimuli d'entrée ne comportent pas d'énergie à cette fréquence*". Probablement, pour reprendre la formulation de Louis Pasteur, les esprits n'étaient pas préparés.

Parce que les caractéristiques du troisième son et surtout, leur signification, sont apparues en ordre dispersé tout au long de ces trois siècles d'histoire d'une branche de la science, elles méritent pour conclure ce livre une récapitulation critique.

Les années 1750… Qu'avaient découvert Romieu, et sans doute aussi Sorge et Serre à peu près aux mêmes moments ? Romieu a été le plus prolixe et systématique et c'est sur lui que nous pouvons baser notre analyse. Il utilisait essentiellement l'orgue comme instrument de travail, et produisait les sons primaires à f1 et f2 au moyen de deux tuyaux différents. Impossible de savoir à quel niveau sonore il jouait, mais un orgue de cathédrale est un instrument très puissant. En tout cas, il jouait systématiquement des fréquences f1 et f2 formant des accords harmonieux, le plus souvent des harmoniques élevées d'un fondamental grave. Le troisième son qu'il entendait est clairement décrit comme le fondamental, c'est f2-f1, le son de combinaison différentiel. Ce qui est troublant pour interpréter ce que Romieu a réellement entendu est que le son à f2-f1 est physiologiquement très peu intense, car le mécanisme de mécanotransduction non linéaire de la cochlée le défavorise. Ce qui est encore plus troublant est que Romieu rapporte avoir pu entendre le troisième son nettement plus fort que les deux primaires, dominant celles-ci au point qu'il avait l'impression de jouer la note fondamentale et d'entendre f1 et f2 comme de simples contributions au timbre. Cette caractéristique suggère fortement que Romieu détectait le phénomène de fondamental manquant, c'est-à-dire une reconstruction par le cerveau du fondamental alors qu'il n'y a pas d'énergie acoustique à cette fréquence dans l'onde sonore. Lorsque f1 et f2 ne sont plus dans un rapport harmonique, le phénomène s'évanouit. Romieu n'a donc sans doute jamais entendu le vrai troisième son à 2f1-f2, mais au contraire une construction du système nerveux central.

Quant à Sorge? Sa description dans son "*Vorgemach der musicalischen composition...*" est courte, claire : "*Ja so gar zwey flutes douces geben, wenn man c" und das a" rein zusammen bläset, noch den dritten klang, nemlich ein f, welches zu probieren stehet*" (son chapitre 5, page 13) c'est-à-dire, selon cette description, deux flûtes douces, jouant ensemble l'une le do et l'autre le la, ce qui engendre l'audition d'un troisième son ("*dritten klang*", la traduction littérale du "*terzo suono*"), qui est un fa. En hertz, on a f2 = 880 Hz; f1 = 523 Hz, et f2-f1 = 357 Hz, alors que le 2f1-f2 est à 166 Hz, c'est bien cette dernière fréquence qui correspond au fa entendu par Sorge. Le f2-f1 souvent décrit par d'autres comme Romieu est à 357 Hz. Cette situation est inhabituelle, et avec les fréquences f2 et f1 beaucoup plus proches choisies dans l'étude des sons de combinaison intrinsèques à la cochlée, les composantes se rangent, par ordre décroissant de fréquence, f2, f1, 2f1-f2, 3f1-2f2, etc., et la plus basse, f2-f1. Ici, le problème est que Sorge choisit deux fréquences primaires dans un rapport f2/f1 = 1,67 très élevé par rapport à ceux utilisés en physiologie auditive, et la situation résultante dans laquelle 2f1-f2 est plus grave que f2-f1 est pour le moins atypique… au point qu'un rapide calcul montre que 3f1-2f2 = -190 Hz, une valeur négative, c'est-à-dire que cette composante n'existe même pas. L'étude de Julius Goldstein indique que la présence de sons de combinaison intrinsèques à la cochlée exige des rapports f2/f1 petits, de préférence inférieurs à 1,35. C'est cette constatation, rappelons-nous, qui fait dire à Goldstein dès 1967 que le troisième son est indiscutablement **cochléaire** ! Pour des écarts de fréquences tels que f2/f1 = 1,67, les vibrations des deux sons dans la cochlée ne se recouvrent pas à cause du filtrage cochléaire, et la distorsion produite dans leur zone de recouvrement n'existe tout simplement pas. Comment

Sorge aurait-il pu entendre le vrai troisième son dans une situation où il ne peut pas exister s'il est bien d'origine cochléaire...[14] Nous sommes bien obligés de douter que Sorge ait bien entendu un troisième son physiologique. Sorge rapporte avoir aussi essayé la combinaison en quinte, c" - g" (c'est-à-dire, en notation française, do et sol qui forment une quinte, avec deux fréquences respectives 523 et784 Hz de rapport 1,50, et Sorge entend alors le c' (écrit-il: "*dans une moindre mesure*"), qui est le do de l'octave inférieure. Le problème pour conclure quant à l'identité de ce que Sorge a entendu est que pour une quinte, f2-f1 = 2f1-f2... puisque 2f2 = 3f1. Le do entendu est donc à la fois à la fréquence du produit de distorsion cubique et du quadratique... ce n'est pas idéal pour savoir ce que l'on mesure !

Les années Helmholtz, 1860... La théorie des sons de combinaison d'Helmholtz a de nombreux mérites, et en particulier celui d'être fausse. C'est grâce à son énoncé parfaitement clair qu'on peut démontrer pourquoi elle est fausse et par contraste, comprendre ce qu'est vraiment la non-linéarité du système sensoriel auditif. Le crédit en revient à Helmholtz lui-même et honore sa démarche scientifique et pédagogique. Cette théorie donne la primeur au son de combinaison quadratique, f2-f1, pour des raisons de développement en séries trigonométriques lorsque la non-linéarité qui produit un phénomène de combinaison est dépendante du niveau (en gros, une saturation). Falsifier la théorie en démontrant que le son de combinaison dominant n'est pas f2-f1 permet un pas considérable dans l'élucidation du vrai mécanisme générateur.

Helmholtz, comme Romieu et Sorge, utilisait des sons dont les fréquences f1 et f2 donnaient des accords harmonieux. Mieux que Romieu et Sorge, il les produisait au moyen de sources comme ses sirènes à double ton qui permettaient d'avoir des sons de fréquences hautement précises. Mais une sirène comme un tuyau d'orgue ou un instrument de musique produisent non seulement f1 ou f2, mais aussi 2f1, 3f1, etc. c'est-à-dire de nombreuses harmoniques en quantités variables, qui peuvent

[14] Un exemple sonore de Tartini soulève la même question, celui qui correspond à la combinaison la plus à droite de la figure 18.

interférer entre elles. Par exemple, l'harmonique 2f1 peut donner un son différentiel quadratique avec f2, ou f1, donner un son de combinaison cubique 2f1-f2, et c'est très difficile de démêler les mécanismes impliqués. Il est délicat de juger des niveaux utilisés par Helmholtz, mais en tout cas, il avait pris soin de déterminer la croissance des niveaux des sons de combinaison avec les niveaux des primaires, pour vérifier la loi de croissance prédite par sa théorie. Les sons de combinaison qu'il détectait se comportaient comme prévu par sa théorie (donc, une chose est déjà sûre, il ne détectait pas le vrai troisième son 2f1-f2 dont la loi de croissance n'obéit pas au modèle d'Helmholtz, en raison de la compression caractéristique de la cochlée). Elément étrange qui a attiré ensuite l'attention des expérimentateurs ultérieurs, Helmholtz décrivait le son de combinaison additif f2+f1, que personne d'autre que lui n'a jamais perçu. La théorie d'Helmholtz prévoyait que les deux sons, f2-f1 et f2+f1, se comportaient de manière similaire. Détail apparent, mais coup mortel pour la théorie d'Helmholtz, l'hypothèse d'une génération extracochléaire, au niveau de la chaine tympano-ossiculaire de l'oreille moyenne. On sait depuis Wever et Lawrence notamment, que cette chaine a des vibrations extrêmement linéaires.

Comment Helmholtz mesurait-il la fréquence du son de combinaison? Par un moyen très rigoureux, qui est l'utilisation d'une batterie de résonateurs. Ainsi, bien que faisant usage de son audition, on peut dire que Helmholtz effectuait des mesures semi-objectives. L'utilisation de sons f1 et f2 et d'un résonateur accordé à f2-f1 lui permettait de préciser le son de combinaison entendu en lui affectant la fréquence de résonance du résonateur qui permettait de l'entendre le mieux. Parmi les problèmes que cette technique suscite, le résonateur est souvent adapté à l'oreille par un embout moulé au moyen de cire, pour améliorer l'adaptation et faciliter l'audition, mais de ce fait, le conduit est obstrué donc f1 et f2 parviennent atténués à la cochlée, et il est impossible de déterminer si le son de combinaison vient de la cochlée ou de l'extérieur. Il parait très vraisemblable qu'Helmholtz détectait des sons produits dans le milieu extérieur, en particulier parce que l'oreille interne est incapable de générer le son additif f2+f1.

Pour rendre entièrement justice à Helmholtz, il n'a en fait jamais prétendu avoir étudié spécifiquement les sons de combinaison **physiologiques** (ils ne pouvaient avoir cet intérêt physiologique pour lui, persuadé qu'il était qu'ils ne venaient pas de la cochlée – pour autant, il se sentait obligé d'en expliquer les particularités acoustiques). Il écrit même le contraire dans ses chapitres VII et XI. Il reconnait que nombre de ses sources sonores déformaient le son, en particulier lorsque les sons primaires destinés à produire des sons de combinaison étaient joués sur le même instrument (comme le faisaient Romieu et Sorge) ou par des sources sonores couplées mécaniquement[15]. Lorsqu'Helmholtz utilisait des sons vraiment purs comme ceux d'un diapason, ce problème de génération de sons de combinaison instrumentaux disparaissait, mais la plupart des diapasons d'Helmholtz émettaient des fréquences inférieures à 200 Hz et dans l'oreille humaine, il n'y a guère de sons de combinaison détectables lorsque la fréquence des primaires est inférieure à 700 Hz.

A partir de la seconde moitié du XXème siècle et de Julius Goldstein, l'identité du son de combinaison est sans ambiguïté grâce à la méthode d'annulation (voir figure 4), et c'est bien 2f1-f2, parfois 3f1-2f2, qui sont les composantes dominantes. De plus, Goldstein démontre clairement que le niveau du son 2f1-f2 est relativement constant par rapport à celui des primaires f1 et f2.

Revenons maintenant aux sources : et Tartini ? Max Meyer en 1954, dans le journal de la Société Américaine d'Acoustique (pour les spécialistes, le Journal of the Acoustical Society of America ou JASA, qui reste une référence), confronte les observations d'Helmholtz à celles de Tartini. Pour Helmholtz donc, Max Meyer souligne que les situations qu'il a étudiées sont peu nombreuses, même si Helmholtz, confiant d'avoir saisi le mécanisme, généralise, mais sans jurer qu'il a personnellement

[15] Cela reste un piège redoutable encore à l'heure actuelle. Les systèmes de détection d'otoémissions contiennent deux émetteurs indépendants pour émettre l'un, f1 et l'autre, f2, avec divers montages mécaniques soignés pour les isoler l'un de l'autre acoustiquement et sur le plan vibratoire.

entendu le son de combinaison dans le cas général. Si on prend les valeurs en hertz des tests effectués, avec les fréquences des deux sons primaires l'une après l'autre puis entre parenthèses la fréquence du son de combinaison détecté par Helmholtz, on trouve la série suivante, 198:132: (66); 176:132: (44); 165:132: (33); 198:165: (33); 264:165: (99) et enfin 220:132: (88). Il est facile de vérifier que le nombre entre parenthèses est toujours la différence entre le premier et le deuxième des nombres précédents, c'est toujours la série f2:f1: (f2-f1). Ces choix d'Helmholtz posent d'ailleurs un vrai problème, car les fréquences testées sont très basses. Ce ne sont pas des choix entièrement libres, car Helmholtz n'avait pas de source calibrée à plus haute fréquence à sa disposition. Or, la méthode de Kemp ne détecte pas de son de combinaison chez l'homme à si basses fréquences. On se demande même si la physiologie de la partie de la cochlée codant pour les très basses fréquences chez le mammifère obéit bien aux mêmes principes que le reste de la cochlée codant pour les sons médiums et aigus (peu ou pas de compression le long de la membrane basilaire dans la région codant en dessous de 500 Hz, par exemple). Se pourrait-il qu'Helmholtz, rassuré par la vérification de sa théorie pour quelques sons (pour lesquels le son de combinaison était en fait extrinsèque), ait généralisé abusivement aux autres fréquences, pour lesquelles le son de combinaison cubique physiologique existe, mais qu'Helmholtz n'aurait pas testées ?

Du côté de Tartini, les sons testés étaient bel et bien dans la bonne gamme de fréquences. Deux violonistes situés à 5 ou 6 pas (un comble, c'est l'expérimentateur le plus ancien qui offre à ses lecteurs le meilleur moyen d'estimer le niveau des sons testés…), et voici quelques exemples de couples de fréquences testées transcrites par Meyer en hertz, **660:495: (330)**, 660:528: (264), 660:550: (220), **792: 495: (198)**, 790:474:(316). Les fréquences exactes s'écartent de quelques hertz de celles de la figure 18 ci-dessus, car Meyer n'utilise pas la même référence pour le la.

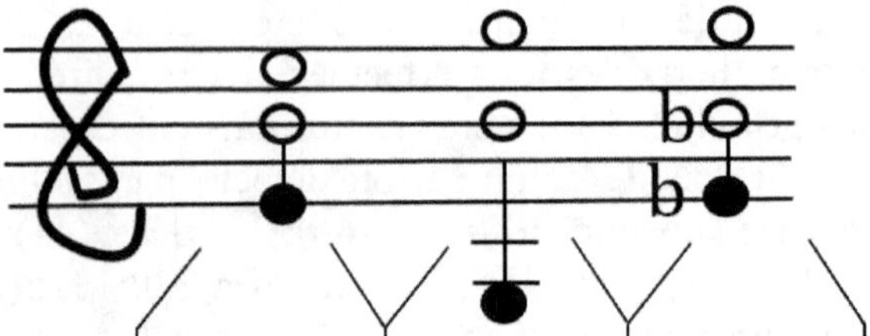

f2	659	mi+	784	sol+	784	sol+
f1	494	si	494	si	466	si bémol
f2/f1	1,33		1,59		**1,68**	
2f1-f2	329	mi	204	sol-	148	ré -
f2-f1	165	mi -	290	ré	318	mi bémol

Figure 18: Reprise de la figure 5 avec interprétation, pour chaque exemple de Tartini, la note et sa fréquence en hertz, le rapport des deux fréquences primaires f2/f1 et la note et la fréquence du son de combinaison cubique à 2f1-f2 et du quadratique à f2-f1. Tartini a identifié les troisièmes sons en gris. Seul le mi bémol à droite n'est pas le 2f1-f2. Pour ce dernier, on sait maintenant que le rapport f2/f1 de 1,67 ne permet pas la génération du son de combinaison cubique. Tartini ne pouvait donc l'entendre…

Dans cette série d'essais, la cinquième et dernière combinaison est très atypique, car le rapport entre f2 et f1 est beaucoup plus élevé que ce que Goldstein puis les expérimentateurs suivants ont jugé recommandable. Avec un rapport f2/f1 = 1,67, utilisé également par Sorge, les deux sons primaires n'interfèrent pratiquement pas dans la cochlée… Pour les autres couples de fréquences, Tartini ne trouve jamais f2-f1 comme identité pour le troisième son. Il trouve pour les combinaisons testées 1 et 4 (en gras) que le son de combinaison est 2f1-f2. Pour la combinaison 2, le résultat est 3f1-2f2, un son de combinaison d'ordre plus élevé que cubique, mais empiriquement souvent détecté, et donc assez fort pour être bien audible. La troisième combinaison est aussi atypique de par le fait que les sons de combinaison de la série quadratique (nf2-mf1 avec n+m pair) sont aux fréquences (en hertz) 110 (= 660-550), 220, 330, 440 alors que ceux de la série cubique impaire (nf2-mf1 avec n+m impair) sont 440, 220, 220 et 110 : les deux séries se chevauchent. Est-ce que le 220 entendu par Tartini est égal à 2x660 – 2x550 [pair] ou 4x550 – 3x660 [impair] ? Les deux ! Notre préjugé est que Tartini a détecté le 4f1-3f2, car la série impaire est toujours empiriquement plus intense que la série paire dans les oreilles normales. La seule manière de trancher serait d'utiliser des sons f1 et f2 qui ne forment pas d'accords harmonieux, car les deux séries n'ont alors aucun terme commun. Tartini l'a fait avec son violon en jouant simultanément deux notes sur deux cordes différentes et en laissant glisser continument l'un de ses deux doigts, et il a tracé le 2f1-f2 pour les combinaisons f2, f1 irrationnelles comme rationnelles. Helmholtz recommandait aussi d'en faire autant, mais d'après Meyer, n'a laissé aucune trace explicite d'avoir effectué l'expérience lui-même. Après tout, Galilée n'a sans doute fait que par la pensée son expérience de la tour penchée de Pise, où la légende l'imagine lâchant simultanément deux masses différentes, mais dans des paquets de même forme (opposant la même résistance à l'air). Les deux doivent arriver en bas simultanément, car le temps de chute dans un champ de pesanteur ne dépend pas de la masse. Pour quelqu'un qui connait la théorie, l'expérience est inutile… Ceci dit, la plupart des théories de la physique méritent (dès que cela est possible) d'être testées sans faire confiance aux équations, lorsque celles-ci sont en cours de mise au point.

Tartini a fait preuve d'une personnalité hors du commun, des compétences très étendues, un style de composition inimitable, clair et brillant, une vraie vocation de pédagogue, une passion pour la technologie des instruments, et enfin un sens de l'observation affuté à l'extrême, se jouant des difficultés qu'Helmholtz invoquait pour excuser ses erreurs… Mais Tartini ne se trompait pas.

Evidemment ce n'est pas Tartini qui a découvert le dépistage auditif néonatal, ni la bifurcation de Hopf, ni la mécanotransduction auditive. Mais la science se nourrit d'observations rigoureuses et précises, et en tant qu'observateur possédant ces qualités, assorties d'une réelle modestie qu'il ne met de côté que lorsqu'il est injustement attaqué pour plagiat, Giuseppe Tartini, "esprit préparé", mérite pleinement sa place au sein des Acteurs de la Science. Quel regret de ne pas pouvoir l'écouter, Stradivarius sous le menton, archet à la main, interprétant sa redoutable Trille du Diable, ou l'un quelconque des subtils concertos de sa composition !

Affaire classée ?

Dans l'Encyclopédie de Diderot et d'Alembert, il était écrit à propos de l'ouïe : "*les nouvelles découvertes des anatomistes ont augmenté l'embarras, et nous ont confirmé dans le doute, en développant un organe si compliqué, qu'il faut employer un temps considérable, les recherches les plus délicates et les plus assidues, pour connaitre les détours de cet organe... on trouve de grandes difficultés sur l'usage particulier de chaque partie, et finalement sur l'explication de ce phénomène embarrassant, je veux dire la susceptibilité de l'oreille à recevoir des impressions agréables.*"

Finalement un résumé réaliste de ce qui allait se passer dans le "*temps considérable*" entre le milieu du dix-huitième et la fin du vingtième siècle, de grandes difficultés à trouver des explications, sans oublier un autre phénomène qui vu de l'extérieur, peut sembler "*embarrassant*", qui est le plaisir du scientifique à "*employer un temps considérable*" pour finir par trouver des explications quant à "*l'usage particulier de chaque partie*". Jusqu'à la fin du vingtième siècle, personne ne pouvait savoir ce qu'allait révéler la compréhension de l'origine du troisième son. Mais Helmholtz en avait besoin pour sa théorie de la tonotopie et la réfutation de la théorie de Seebeck. Kemp en avait besoin pour comprendre les curieux phénomènes d'oscillations spontanées dans la cochlée, dont Gold avait eu besoin pour expliquer la finesse des performances auditives. Un élément attirait cependant l'attention, que les Encyclopédistes avaient parfaitement identifié : "*les détours de cet organe... on trouve de grandes difficultés sur l'usage particulier de chaque partie.*" L'approche darwinienne en a fourni une clé. Même chez un être vivant primitif comme l'anémone de mer, on retrouve certains éléments de l'oreille interne comme les protéines constituantes essentielles du tip link. L'anémone de mer n'entend pas, bien sûr, mais elle projette un filament venimeux à la moindre détection d'une vibration provoquée par une proie potentielle (Watson 2008). De nombreux mécanismes physiques pour une extraction optimisée de l'information véhiculée par le son, sous-tendus par des assemblages complexes de molécules, existent aussi bien chez le mammifère que chez l'oiseau, le lézard ou les insectes (Manley 2001, 2012; Albert 2016). Chez le mammifère, les performances auditives approchent le maximum permis par la physique classique, mais les moustiques produisent déjà un "*terzo suono*", et le détectent. Son mécanisme est essentiel pour leur reproduction.

Quant à ce qui fait qu'une sensation auditive engendre non pas seulement une impression, mais une impression **agréable**, la recherche suit son cours, désormais consacrée à l'investigation des circuits cérébraux et de leurs interconnexions. A la question restreinte à l'apport esthétique des sons de combinaison dans une pièce de musique, la réponse semble être positive comme le passent en revue Bini et Lami (Bini 2019). L'interrogation quant au poids des aptitudes musicales dans la sélection naturelle émerge de la réflexion de Darwin en 1871 dans son livre "*The Descent of Man, and Selection in Relation to Sex*". Il y avance l'hypothèse suivante: "*It appears probable that the progenitors of man, either the males or females or both sexes, before acquiring the power of expressing their mutual love in articulate language, endeavored to charm each other with musical notes and rhythm*". C'est-à-dire, "il parait probable que les ancêtres de l'homme, mâles, femelles ou les deux genres, avant d'acquérir le pouvoir d'exprimer leur amour mutuel en langage articulé, entreprenaient de se séduire mutuellement par des mélodies ou des rythmes". Séduction et impression agréable semblent aller de pair. Mais les aptitudes musicales sont-elles propres à *Homo Sapiens Sapiens*? Se greffent-elles sur celles conférées par le langage ou ont-elles évolué en parallèle ? Quid d'*Homo Sapiens Neandertalensis* ? Autant de questions sans réponse scientifique claire, dont les Encyclopédistes suspectaient l'importance.

Appendice 1 - Instruments de mesure en acoustique et leurs principes

Les observations de Tartini, Sorge et Romieu reposaient sur la production de notes de musique par des instruments à cordes ou à vent, et leur analyse à la recherche de sons supplémentaires était effectuée à l'oreille. Comme l'indiquera Helmholtz plus tard, la tâche est difficile, "*Man irrt sich nämlich leicht*" (cité par Max Meyer, 1954) même pour un spécialiste, notamment parce que le troisième son est de niveau nettement plus faible que les sons qui lui ont donné naissance. Pour mener à bien une analyse physique fine, il a fallu attendre la mise au point d'instruments pour la production de sons contrôlés et pour l'analyse objective de ces sons en termes de contenu en fréquences.

1. Produire des sons de caractéristiques stables au dix-neuvième siècle

Une note jouée de manière isolée par un instrument de musique a une hauteur précise, mais le son produit n'est pas pur, il contient des harmoniques. Selon l'instrument et la manière dont il est joué, toutes les harmoniques de la série ne sont pas présentes, elles peuvent ne pas être de niveau stable dans le temps et l'instrument peut ne pas être accordé de manière juste, donc la question de la fréquence exacte jouée reste ouverte.

La roue dentée de Hooke, perfectionnée par Savart

Historiquement, le premier instrument capable de produire des sons de fréquence connue, ajustable mécaniquement, est la roue dentée utilisée initialement par Hooke (1635 – 1703), et présentée par lui devant la Société Royale en 1681. Hooke s'est fait connaitre pour la loi éponyme qui décrit l'action des ressorts. Son appareil était constitué d'une roue dentée en laiton, avec des dents réparties régulièrement sur la circonférence, mise en rotation, et au voisinage de laquelle était placée une carte heurtée périodiquement par les dents de la roue. Les chocs produisaient un son dont la fréquence dépendait du nombre de tours par seconde et du nombre de dents par roue, de manière quantitative et déterministe. Peu après, le diapason l'a supplantée comme étalon de fréquence, car beaucoup plus aisément portable.

L'appareil avait servi à lier de manière explicite la fréquence des interactions dents/carte et la hauteur du son perçu, liant de manière claire hauteur et fréquence.

Le physicien français Félix Savart (1791 – 1841), médecin et chirurgien de formation, dans les années 1830, souhaitait étudier les performances de l'audition humaine en termes de sensibilité et de résolution temporelle. La technologie de l'époque permettait à Savart d'usiner des roues dentées suffisamment précisément pour que sa roue produise des sons calibrés jusqu'à 24 kHz, dans le domaine ultrasonore. Plus tard, son nom a été doublement honoré, par l'unité le Savart qui mesure les intervalles musicaux et par la loi de Biot et Savart qui décrit très précisément le champ magnétique produit par un courant électrique. Plus connu finalement par sa brillante et éclectique activité de physicien, Savart a été titulaire de la chaire de physique générale et expérimentale du Collège de France de 1836 à sa mort.

Le diapason

Le diapason est un instrument portatif très simple capable de produire un son pur avec une fréquence fixe donnée (Russell 2020). Son invention est attribuée au musicien anglais John Shore, en 1711. Le diapason est constitué d'une tige qui réunit et prolonge deux branches métalliques de longueur égale et de section épaisse, en forme de fourchette. Les deux branches vibrent en flexion, alors que la tige vibre de manière longitudinale. On peut donc tenir le diapason par la tige sans influencer la vibration des branches, un aspect pratique essentiel. Lorsqu'on tient le diapason au repos par sa tige et qu'on serre fermement les deux branches, pour ensuite les lâcher brutalement, ou lorsqu'on percute l'une des branches, le diapason entre en vibration prolongée peu amortie, durant de longues secondes, et ce faisant émet une note précise avec un fondamental et très peu d'harmoniques. L'inconvénient est que le son émis n'est pas très intense. Ce son peut être amplifié en couplant la tige du diapason à une caisse en bois ouverte sur un côté et de volume déterminé qui agit comme une caisse de résonance. On peut modifier la fréquence de réponse d'un diapason en attachant à ses branches des lests coulissants. Selon la position des lests le long des branches, la note émise diffère légèrement de celle émise par le diapason non lesté.

Un diapason particulier a été utilisé pendant longtemps pour donner une note de référence étalonnée, conventionnellement le la_3. La valeur en Hertz du la_3 n'a pas toujours été 440 Hz. Cette valeur a été adoptée par la Conférence internationale de Londres en 1953. Auparavant, la hauteur du diapason a beaucoup varié d'un moment à l'autre, et d'un lieu à l'autre. Incidemment, la fréquence de la tonalité du téléphone a été fixée à 440 Hz qui engendre une référence étalonnée même quand on ne dispose pas de diapason.

Nous y reviendrons dans la partie consacrée aux instruments de mesure des fréquences, les diapasons pouvant remplir un tel rôle, mais il faut savoir que des diapasons ont pu être construits pour représenter tout un continuum de fréquences, pas seulement celle du la_3. Ainsi, le célèbre fabricant d'instruments d'acoustique et plus généralement, de physique, Rudolph Koenig (né en 1832 en Prusse à Königsberg, la ville d'Emmanuel Kant, mort en 1901 et installé à Paris à partir des années 1850), avait à son catalogue des batteries de diapasons au nombre pouvant atteindre 670, avec des hauteurs régulièrement croissantes de 16 à 4096 Hz. Un instrument appelé tonomètre développé initialement par l'Allemand Johann Scheibler (1834) comportait 56 diapasons ajustés entre 440 et 880 Hz par pas de 8 Hz.

La sirène

Pour produire un son pur intense soutenu dont la fréquence puisse être exactement connue et ajustée de manière reproductible, la sirène est un appareil idéal. Le premier concepteur d'une sirène a été l'écossais John Robison (1739 – 1805), de l'Université d'Edimbourg, aux alentours de 1799. Un instrument plus perfectionné a ensuite été mis au point par Charles Cagnard[16] de la Tour (1777 – 1859). Ingénieur et inventeur dans des domaines très variés de la physique, Cagnard

[16] Parfois orthographié "Cagniard"... De manière générale, l'acoustique et l'orthographe ne semblent pas toujours bons amis, par exemple on écrit "résonance" avec un seul n," résonnant" avec deux n.

de la Tour a construit en 1819 un appareil constitué de deux disques dont un, rotatif percé d'une série de trous équidistants à travers desquels de l'air envoyé par une soufflerie pouvait s'échapper. Dans ce montage, à chaque fois qu'un trou passe en vis-à-vis du tuyau qui canalise l'air, une bouffée d'air est émise, puis le flux est interrompu jusqu'au passage du trou suivant. La modulation de la pression d'air est donc périodique, et sa fréquence est exactement déterminée par la fréquence de passage des trous. Un cadran compte-tours donne cette fréquence. La sirène de Cagnard était autopropulsée, de par la forme des trous qui, possédant une surface biseautée, donnaient appui à l'air les traversant. Le principe de cette sirène a ensuite été perfectionné en 1834 par Friedrich Wilhelm Opelt (1794 – 1863) puis August Seebeck (1805 – 1849), avec des plateaux tournants mus par un moteur autonome et non plus par l'air de la soufflerie, et avec des arrangements de trous en plusieurs rangées permettant éventuellement la production d'intervalles harmoniques intéressants (sirène polyphonique). Helmholtz lui-même, vers 1856, a mis au point une double sirène, avec deux plateaux tournants portant des disques perforés et alimentés par la même soufflerie. Ceci lui permettait d'étudier les interférences et battements produits par deux sons, l'un et l'autre parfaitement calibrés et de phase connue, ajustable par la position relative des trous des deux disques. Dans une version, les disques avaient 4 rangées de trous chacun, 9, 12, 15 et 16 pour le disque supérieur et 8, 10, 12 et 18 pour le disque inférieur, permettant de nombreuses combinaisons (Helmholtz décrit l'instrument dans son *Die Lehre von den Tonempfindungen*). On en trouve une version au catalogue de Koenig en 1865, mise en vente au prix de 400 francs de l'époque (soit environ 1400 Euros actuels).

2. Mesurer la fréquence d'un son pur ou complexe, au dix-neuvième siècle

Au moyen de battements avec une fréquence étalonnée

Lorsque deux sons de niveau proche et de fréquences très voisines, f1 et f2, avec f2-f1 = Δf petit, sont joués simultanément, le mélange des deux ondes présente une enveloppe modulée à la fréquence Δf. Tant que celle-ci ne dépasse pas la largeur de bande critique de l'oreille interne, le sujet perçoit un battement à la fréquence Δf. Comme nous l'avons déjà vu, si Δf est supérieur à la largeur d'un filtre cochléaire, la cochlée "résout" les deux sons f1 et f2, et les code séparément de sorte que chacun est perçu distinct de l'autre et non modulé. Si on compare une source de son de fréquence inconnue f2, à déterminer, à une source de référence de fréquence f1, le comptage du nombre de battements par seconde (assisté par un chronomètre), donne Δf. Il s'ensuit que f2 = f1+Δf. Au contraire de la tâche qui consiste à comparer deux hauteurs très proches, réservée à des personnes entrainées, la tâche de compter le nombre de battements dans un intervalle de temps donné est à la portée de n'importe qui.

Ce principe initialement mis en œuvre par Joseph Sauveur autour des années 1700 a été développé de manière systématisée par Johann Heinrich Scheibler (1777 – 1837), fabricant de soieries de son métier, mais acousticien amateur éclairé, qui a inventé le tonomètre en 1834 (explications dans son livre, *Der physikalische und musikalische Tonmesser,* paru chez Baedecker). Son tonomètre comprenait une batterie de 56 diapasons accordés à des fréquences lentement croissantes, par pas de 8 Hz, dans un intervalle d'une octave entre le la3 et le la4. Son but était de rendre l'accordage fin des instruments de musique accessible à des personnes douées d'une oreille peu musicale. La première tâche était de choisir le diapason du tonomètre dont la hauteur était la plus proche du son à mesurer. Armé d'un chronomètre, le sujet comptait le nombre de battements audibles dans un temps donné et en déduisait précisément la différence de fréquence entre celle émise par la source et la fréquence cible. Annuler la cadence du battement en manipulant la source réglable accordait précisément les deux fréquences. C'est à partir de ce concept que Rudolph Koenig a produit son tonomètre universel qui, avec pas moins de 670 diapasons, couvrait toute la gamme de fréquences utiles à l'homme (entre 16 et 4096 Hz… pour les fréquences supérieures à 4096 Hz, la notion de hauteur devient de toute façon très difficile à évaluer).

Au moyen de résonateurs de référence

Le résonateur dit de Helmholtz a été créé dans les années 1850 par Helmholtz, et utilisé par lui pour déterminer la hauteur de sons présentés à son voisinage. Ce dispositif ressemble à une bouteille avec un col de longueur L et de section A qui débouche sur un corps constitué d'une cavité de volume V. Lorsqu'on souffle de l'air à proximité de l'ouverture d'une bouteille remplie d'air, on détecte en effet un son de hauteur précise, que l'on peut faire varier en modifiant la géométrie de la bouteille, par exemple on peut faire varier aisément V en remplissant plus ou moins la bouteille de liquide. Dans le modèle qui permet d'expliquer le phénomène de résonance, le col joue le rôle d'une masse (possédant une certaine inertie), avec un facteurρ A/L, où ρ est la masse volumique du milieu, A la surface du col et L sa longueur. L'air contenu dans la bouteille présente une rigidité γ p/V, avec V volume de la bouteille, γ décrivant l'élasticité de l'air et p étant la pression atmosphérique. Le résonateur constitue ainsi un système masse – ressort qui résonne, c'est-à-dire entre en oscillation de manière maximum lorsque les termes de masse et de rigidité équilibrent leurs contributions. La fréquence de résonance f0 où cela se produit est alors:

$$f0 = c / 2\,\pi\,(A / V\,L)^{1/2}$$

formule dans laquelle c est la vitesse du son, une constante donnée par $c = (\gamma\, p/\rho)^{1/2}$

Helmholtz utilisait une batterie de ses résonateurs, en verre ou en métal, de tailles progressives, pour détecter lequel ou lesquels résonnaient en présence d'un son donné.

Cette détection peut se faire à l'oreille et Helmholtz adaptait au col de ses résonateurs un embout moulé avec de la cire qui s'adaptait au conduit auditif de l'opérateur de manière étanche. Si le son contenait une fréquence proche de celle de la résonance du résonateur utilisé, cette composante était entendue fortement, alors qu'une autre fréquence ne donnait qu'un son étouffé. Si la fréquence recherchée était de faible énergie, résonance ou pas, l'oreille la percevait quand même faiblement. La mesure était donc délicate.

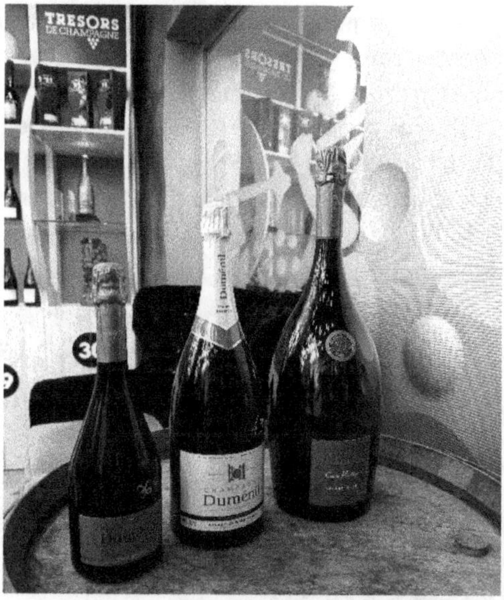

Figure 19: Les bouteilles de champagne forment des résonateurs de Helmholtz naturels intéressants de par leur col et diamètre de dimension fixe par opposition à leur corps dépendant du modèle, de gauche à droite, bouteille (0,75 L), magnum (1,5 L) et jéroboam (3 L).

Elle pouvait donc utilement être guidée par un dispositif automatisé. Celui-ci est par exemple l'appareil à capsule manométrique et à flamme de Koenig (1862). Celui-ci comporte une série de résonateurs de Helmholtz accordés sur différentes notes de musique. Chaque résonateur est dans le circuit d'alimentation d'un bec de gaz. Le son à analyser fait résonner un ou plusieurs résonateurs selon les composantes fréquentielles qu'il contient. Une résonance se traduit par une modulation du débit de gaz pour le bec associé au résonateur concerné. La hauteur de flamme se met alors à osciller, à condition que le débit moyen de gaz soit parfaitement ajusté, ni trop ni trop peu. L'oscillation de la flamme, à la fréquence du son, est trop rapide pour être détectée à l'œil nu. Koenig utilisait un miroir tournant rapidement pour projeter l'image des flammes sur un écran lointain (une sorte d'oscilloscope donc avec un balayage par miroirs et non électronique, une belle ingéniosité).

L'effet stroboscopique produit ralentissait le mouvement d'oscillation des flammes pour le rendre visible. Les flammes stables produisaient une bande lumineuse de largeur constante, et celle ou celles qui oscillai(en)t, une ou plusieurs bande(s) sinusoïdale(s). Les becs de gaz étant alignés verticalement en fonction de la fréquence de résonance de leur résonateur, il restait à lire sur l'échelle de fréquence ainsi formée la composition spectrale du son analysé.

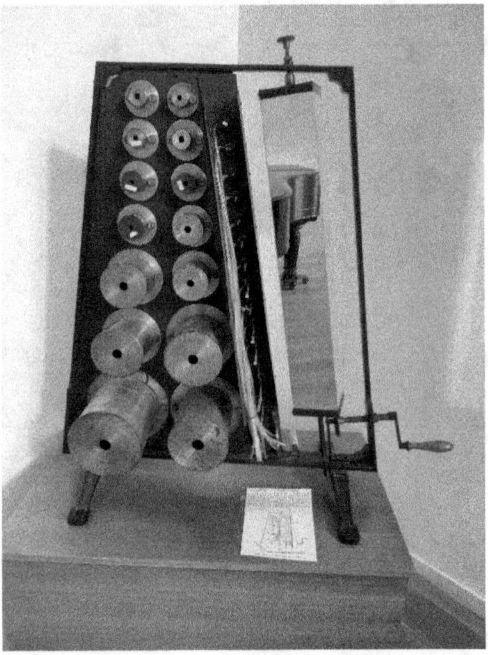

Figure 20: Appareil à capsule manométrique et à flamme de Koenig, avec son miroir tournant à droite. Modèle conservé au Laboratoire de Mécanique et d'Acoustique (CNRS) de Marseille.

Il parait clair que même au vingtième siècle, avant l'avènement de l'informatique portable et des générateurs de sons et analyseurs de spectre numériques, la mesure précise soulevait des problèmes difficiles, surmontés par David Kemp et ses collaborateurs, Rudolph Chum et Peter Bray, en 1977-78. On peut comprendre que des psychophysiciens aient préféré utiliser leurs propres oreilles entrainées, à l'instar de Julius Goldstein. Si leurs résultats ont été décisifs à l'aune des connaissances acquises ultérieurement, la solution définitive à la question de l'origine du "*terzo suono*", évidemment, a été son observation objective dans le spectre du son contenu dans le conduit auditif externe !

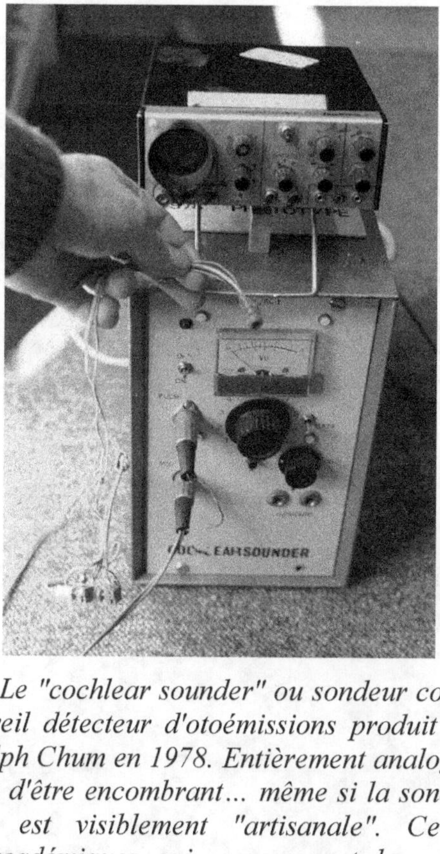

Figure 21: Le "cochlear sounder" ou sondeur cochléaire, le premier appareil détecteur d'otoémissions produit par David Kemp et Rudolph Chum en 1978. Entièrement analogique, il est cependant loin d'être encombrant... même si la sonde à placer dans l'oreille est visiblement "artisanale". Ce sont des laboratoires académiques qui, comprenant la portée de la découverte, ont popularisé la méthode qui a permis la dissémination mondiale du dépistage auditif néonatal universel, et Kemp qui a créé la compagnie Otodynamics (Hatfield, Royaume-Uni) pour diffuser la version informatique, ILO88 pour le modèle emblématique (ILO pour Institute of Otology and Laryngology à Londres, site de la découverte), développé par Peter Bray (cliché David Kemp, avec permission).

APPENDICE 2 - les décibels

Pour quantifier les amplitudes sonores, on peut travailler dans le domaine qui nous est le plus familier, celui des nombres naturels. Un son a une amplitude de référence, P (P pour pression puisque le son est défini par une onde de pression), un autre, une amplitude 1,5 fois P, encore un autre, 10P, etc. Est-ce à dire que le son d'amplitude 1,5P est 1,5 fois plus ample que celui d'amplitude P ? oui, mais cela ne nous informe pas utilement sur la manière dont le son le plus ample est entendu. Par exemple, est-il perçu 1,5 fois plus fort ? La notion de force sonore est subjective, mais elle est aisément comparable d'un individu à l'autre sauf lorsqu'une pathologie auditive existe. Une surdité neurosensorielle déforme souvent la notion de force sonore en rendant le système auditif hypersensible, et paradoxalement, un sujet sourd perçoit trop fort les sons qu'il entend. Chez le sujet normo-entendant, en moyenne, pour qu'un son soit perçu deux fois plus fort qu'un son de référence, il faut qu'il ait une puissance 10 fois plus grande. On peut se demander comment un sujet décide qu'un son est "deux fois plus fort" qu'un autre. Son intuition est sans doute guidée par l'expérience d'écouter un son au casque, dont un seul écouteur est alimenté, ou bien les deux. Dans le deuxième cas, il est assez légitime d'estimer que le son est deux fois plus fort, en tout cas l'activité neuronale qu'il déclenche dans les centres auditifs est double puisque les deux nerfs auditifs sont activés au lieu d'un seul. Cette puissance 10 fois plus grande correspond à une amplitude 3,16 fois plus grande que le son de référence (car la puissance acoustique est proportionnelle au carré de la pression, et 3,16 au carré = 10).

Plus facile à mesurer que la force sonore absolue d'un son, la plus petite augmentation d'amplitude permettant à un sujet de dire que le nouveau son est plus fort que le son de référence. Alors que cette amplitude dépend de celle du son de référence, et qu'il est donc impossible de la connaitre sans effectuer un calcul laborieux, une quantité est fixe, le rapport entre l'augmentation d'amplitude juste détectable, ΔP, et l'amplitude de départ P, qu'on appelle rapport de Weber $\Delta P/P$. A l'aide de mathématiques de niveau secondaire, on sait qu'une quantité présentant ce comportement est aisément représentable par son logarithme.

Pour le son, le logarithme décimal de P/P0, agrémenté d'un coefficient 20 un peu arbitraire, et où P0 sert de valeur de référence choisie en acoustique physiologique comme le seuil auditif moyen humain à 1000 Hz, est appelé niveau sonore en décibels (dB en abrégé) dits "SPL" (SPL pour sound pressure level). Autrement dit, $20 \log_{10} (P/2.10^{-5})$ est le niveau en dB SPL du son de pression P exprimée en pascals, si bien que lorsque $P = 2.10^{-5}$ Pa, qui est le seuil auditif moyen normal à 1000 Hz, le niveau vaut 0 dB SPL. Fixer le seuil à 0 parait un choix assez logique.

Pourquoi finalement le coefficient 20 ? Parce que lorsqu'on exprime la constance du rapport de Weber avec cette nouvelle façon de travailler, la plus petite augmentation de niveau sonore détectable par le système auditif est de 1 décibel. En gros, on part du seuil auditif, 0 dB SPL pour monter jusqu'au niveau maximum tolérable sans danger imminent, 120 dB SPL, et de décibel en décibel, on entend juste un peu plus fort. Le nombre total de pas d'intensité détectables est de 120. L'échelle en décibels décrit donc assez bien la manière dont les intensités sonores nous sont perceptibles.

Evidemment, le décibel basé sur un calcul qui fait intervenir des logarithmes de base 10 échappe à l'appréhension précise de qui n'est pas équipé d'une bonne calculatrice... Mais le logarithme de base 10 a quelques qualités faciles à retenir :

- lorsque l'amplitude d'une onde de pression est multipliée par 10, son niveau en décibels augmente de 20 [pour les amateurs de calculs, parce que log(10) = 1, donc 20 log(10) = 20]
- lorsque la puissance d'une onde de pression est multipliée par 10, son niveau en décibels augmente de 10 [parce que la puissance acoustique est proportionnelle au carré de la pression, donc une puissance multipliée par 10 correspond à une pression multipliée par 3,16 (la racine carrée de 10), et $20 \log(3{,}16) = 10 \log(3{,}16^2) = 10$], et on se souvient que l'impression de force sonore double (elle n'est pas multipliée par 10)

- lorsque l'amplitude d'une onde de pression est multipliée par 2, son niveau en décibels augmente de 6
- lorsque la puissance d'une onde de pression est multipliée par 2, son niveau en décibels augmente de 3
- enfin, le logarithme de base 10 prend des valeurs très simples lorsque l'argument est une puissance de 10. En effet, le logarithme est alors donné par le nombre de 0 après le 1, en écriture décimale. Pour 10, log(10) = 1, pour 1 000 000 (un million), le logarithme est 6, etc.

Les acousticiens ne sont pas les seuls à être quelque peu contraints par la loi de Weber, avec la notion que ce sont les taux de croissance des amplitudes sonores qui décrivent le mieux la progression de la sensation de force. En effet, rappelons qu'une augmentation de pression juste détectable est proportionnelle à la pression de référence, donc qu'on détecte qu'un son est plus fort lorsque son amplitude augmente d'un pourcentage donné. Les banquiers utilisent la même métrique, car, qu'on emprunte 100 Euros ou 100 000, l'intérêt sera donné par un certain pourcentage de la somme empruntée. Il serait inconcevable de prélever un intérêt fixe, par exemple 50 Euros par emprunt. Celui qui emprunte 100 Euros se verrait alors l'objet d'une usure, celui qui emprunte 100 000 Euros, d'un cadeau.

Les débiteurs feraient bien d'apprendre à manipuler les logarithmes aussi bien que les acousticiens, si rébarbatif que cela semble être, pour bien vérifier qu'un emprunt à 3% pendant 20 ans va leur coûter un certain sacrifice (certes, compensé par le fait de pouvoir disposer de la somme empruntée immédiatement), et qu'un emprunt de la même somme à un taux d'intérêt double, 6% pendant 20 ans ne va pas leur coûter le double, mais gigantesquement plus... C'est faute d'avoir compris cela que ceux qui avaient accepté des emprunts de longue durée à taux variable ont été ruinés par la crise des "*subprimes*" de 2008, eux ou les banques qui avaient accepté de racheter leurs créances, parfois un géant comme Lehman Brothers... ou un pays entier comme l'Islande ou la Grèce, dans la crise des taux d'intérêt obligataires.

Références bibliographiques

Albert JT, Kozlov AS. Comparative Aspects of Hearing in Vertebrates and Insects with Antennal Ears. Curr Biol. 2016 Oct 24;26(20):R1050-R1061.

Anderson SD, Kemp DT. The evoked cochlear mechanical response in laboratory primates. A preliminary report. Arch. Otorhinolaryngol. 1979, 224:47-54.

Arnal LH, Kleinschmidt A, Spinelli L, Giraud AL, Mégevand P. The rough sound of salience enhances aversion through neural synchronisation. Nat Commun. 2019 Aug 14;10(1):3671.

Avan P, Büki B, Petit C. Auditory distortions: origins and functions. Physiol Rev. 2013 Oct;93(4):1563-619.

Avan P. Helmholtz entre Tartini et la théorie moderne, les sons de combinaison. Alliage 2018, 79, 126-136.

Bailhache P. *Une histoire de l'acoustique musicale* - CNRS éditions Paris 2001.

Barral J, Martin P. Phantom tones and suppressive masking by active nonlinear oscillation of the hair-cell bundle. Proc Natl Acad Sci U S A. 2012 May 22;109(21):E1344-51.

Baskévitch F. *Les représentations de la propagation du son, d'Aristote à l'Encyclopédie*. Thèse, Université de Nantes, 2008.

Békésy G von. DC resting potentials inside the cochlear partition. J Acoust Soc Am 1952, 24: 72.

Békésy G von. *Experiments in Hearing*. McGraw Hill, 1960.

Bell A, Davies B, Ammari H. Bernhard Riemann, the Ear, and an Atom of Consciousness, Foundations of Science, 2021, Springer, https://doi.org/10.1007/s10699-021-09813-1.

Bini C, Lami G. *I suoni di combinazione ed il terzo suono di Tartini, fisica, storia e musica*, Campano Editeur, 2019.

Boccadoro B. Jean-Adam Serre: un juste milieu entre Rameau et Tartini? Revue de Musicologie, T. 79, No. 1 (1993), pp. 31-62.

Bonfils P, Uziel A, Pujol R. Screening for auditory dysfunction in infants by evoked oto-acoustic emissions. Arch Otolaryngol Head Neck Surg. 1988 Aug;114(8):887-90.

Breschet G. *Recherches anatomiques et physiologiques sur l'organe de l'ouïe et sur l'audition dans l'homme et les animaux vertébrés*. Baillière Paris 1836.

Buytendijk FJ. On the negative variation of the nervus acusticus sound, K. Akad-Wetensch., Amsterdam, Proc. Sci. Sect., Eng. trans., 1911, 649-652.

Caselli G, Masetti G, Cecchi G. Tartini, il terzo suono e la coclea, Musica e Fisiologia, pH 1, 2018, Edi.ermes, Milano, Italy.

Corti A. Recherches sur l'organe de l'ouïe des mammifères Zeitschrift für wissenschaftliche Zoologie, 1851.

Cotugno D. *Acquaeductibus auris humanae internae, Anatomica dissertatio*. Neapoli & Bononiae, 1775.

D'Alembert (J Le Rond D'). *Encyclopédie, ou Dictionnaire raisonné des sciences, des arts et des métiers* (avec Denis Diderot). Tome quinze, 1778 (version électronique en accès libre sur books.google.fr). Voir notamment la rubrique "harmonique" dans les différentes éditions.

Derbyshire AJ, Davis H. The action potentials of the auditory nerve. American Journal of Physiology, 1935, 113, 476–504.

Engebretson AM, Eldredge DH. Model for the nonlinear characteristics of cochlear potentials, J Acoust Soc Am1968 Aug;44(2):548-54.

Flottorp G. Pure tone tinnitus evoked by acoustic stimulation: the idiophonic effect, Acta, Otolaryngol. 1953, 43, 396 415.

Fritz C, Curtin J, Poitevineau J, Morrel-Samuels P, Tao FC. Player preferences among new and old violins. Proc Natl Acad Sci USA 2012;109(3):760-3.

Gatti E. Tartini Concertos (Dieltens, Gatti, Ensemble 415, Chiara Banchini), Introduction de l'album (traduction C.Mancini), Musique d'abord, Harmonia Mundi HMA 1951548, 1995.

Gell-Mann M. *Le quark et le jaguar: voyage au coeur du simple et du complexe*. Albin Michel Sciences, Editeur, 1995.

Gold T. Hearing II: the physical basis of the action of the cochlea. Proc Roy Soc Lond B Biol Sci 135: 492–491, 1948.

Goldstein JL. Auditory nonlinearity. J.Acoust.Soc.Am. 1967, 41(3), 676-689.

Göpfert MC, Robert D. Nanometre-range acoustic sensitivity in male and female mosquitoes. Proc Biol Sci. 2000 Mar 7;267(1442):453-7.

Greene G. *The Third Man*. 1950, Heinemann. Traduction Robert Laffont, 1950.

Helmholtz H von. *Die Lehre von den Tonempfindungen als Physiologische Grundlage für die Theorie der Musik*" publié en 1863; Traduction M.G. Guéroult, pour l'édition française chez Masson, 1868.

Hindemith P. *Craft of musical composition*. New York: Associated Music Publisher, 1942-45.

Houtsma AJM, Goldstein JL. The central origin of the pitch of complex tones: evidence from musical interval recognition, J. Acoust. Soc. Am. 1972, 51, 520-529.

Hudspeth AJ. Making an effort to listen: mechanical amplification in the ear. Neuron. 2008 Aug 28;59(4):530-45.

Hüttenbrink KB. The mechanics of the middle ear at static air pressures: the role of the ossicular joints, the function of the middle-ear muscles and the behaviour of stapedial prostheses. Acta Otolaryngol Suppl. 1988;451:1-35.

Johnsen NJ, Bagi P, Elberling C. Evoked acoustic emissions from the human ear. III. Findings in neonates. Scand Audiol. 1983;12(1):17-24.

Kemp DT. Stimulated acoustic emissions from within the human auditory system. J Acoust Soc Am. 1978 Nov;64(5):1386-91.

Kemp DT. The OAE story. An illustrated history of OAE research and applications through the first 25 years. 2003, Otodynamics Ltd. (Editeur).

Kim DO, Molnar CE, Matthews JW. Cochlear mechanics: nonlinear behavior in two-tone responses as reflected in cochlear-nerve-fiber responses and in ear-canal sound pressure. J Acoust Soc Am. 1980 May;67(5):1704-21.

Köppl C, Wilms V, Russell IJ, Nothwang HG. Evolution of Endolymph Secretion and Endolymphatic Potential Generation in the Vertebrate Inner Ear. Brain Behav Evol. 2018, 92(1-2):1-31.

Lalande JJL (De). *Voyage d'un François en Italie, fait dans les années 1765 & 1766*. Publié en 1769 Version numérique Google Books.

Licklider JCR. A Duplex Theory of Pitch Perception, *Experentia*, Vol. 7, pp. 128-133, 1951. Reprinted in *Psychological Acoustics,* E. D. Schubert (ed.), Dowden, Hutchinson and Ross, Inc., Stroudsburg, PA, 1979.

Lonsbury-Martin BL, Martin GK, Probst R, Coats AC. Acoustic distortion products in rabbit ear canal. I. Basic features and physiological vulnerability. Hear Res. 1987;28(2-3):173-89.

Manley GA**.** Evidence for an active process and a cochlear amplifier in nonmammals. J Neurophysiol. 2001 Aug;86(2):541-9.

Manley GA. Evolutionary paths to mammalian cochleae. J Assoc Res Otolaryngol 2012, 13: 733–743.

Mett S. Intonation im Ensemblespiel – theorie und praxis, pp. Tibia, 4, 1989, 573-580, Moeck Verlag Celle, Celle, Germany.

Meyer MF. Tartini Versus Helmholtz Judged by Modern Sensory Observation. J.Acoust.Soc. Am. 1954, 26(5), 761-764.

Monsaingeon B. *Richter, écrits, conversations*. 1998, Van de Velde & Actes Sud, Editeurs.

Mozart L. *Versuch einer gründlichen Violinschule.* Johann Jacob Lotter (éditeur), Augsburg 1756.

Paul J. *Du monde et des hommes - Essai sur la perception médiévale, Edition 2003 par* Centre de Recherche SICMA (Sociétés, idéologies, croyances au Moyen Age) de l'Université de Provence.

Pesic P. *Music and the Making of Modern Science.* 2014, OUP, Published to University Press Scholarship Online: May 2017.

Plack CJ, Oxenham AJ, Fay RR, Popper AN. *Pitch. Neural coding and perception.* Springer 2005.

Plomp R. Detectability threshold for combination tones, J Acoust Soc Am. 1965 Jun;37:1110-23.

Reed CM, Durlach NI, Braida LD, Schultz MC. Analytic study of the Tadoma method: identification of consonants and vowels by an experienced Tadoma user. J Speech Hear Res. 1982 Mar;25(1):108-16.

Riemann B. Mechanik des ohres, Zeits. F. rat. Med., 1867, 29, 129-143.

Roche E. Notice sur les travaux scientifiques de JB Romieu, membre de la Société royale des Sciences de Montpellier, pp.255-276, Mémoires de la section des sciences de l'Académie des Sciences et Lettres de Montpellier, tome 9, 1876-79 – version numérique libre books.google.com.

Russell DA. The Tuning Fork- An Amazing Acoustics Apparatus. Acoustics Today 2020, 16(2),48-55.

Saint-Thierry G (De). *De natura corporis et animae*, M.Lemoine, traducteur, Belles Lettres 2012, éditeur.

Sauveur J. *Principes d'acoustique et de musique*, Paris, 1701, 68 pages + trois dépliants.

Scheibler JH. *Der physikalische und musikalische Tonmesser.* 1834, Baedecker (editeurs).

Schnoebelen A. Padre Martini's Collection of Letters in the Civico Museo Bibliografico Musicale in Bologna, 1979, Pendragon Press, New York.

Schouten JF. The perception of subjective tones. Proc Kon Acad Wetensch (Neth.) 1938, 41:1086–1094.

Smith CA, Lowry OH, Wu ML. The electrolytes of the labyrinthine fluids. Laryngoscope. 1954, 64: 141–153.

Sorge GA. *Vorgemach der musicalischen Composition*. 1745-1747, Sorge (éditeur), Lobenstein.

Sweetman RH, Dallos P. Distribution pattern of cochlear combination tones. J.Acoust.Soc.Am. 1969, 45(1), 58-71.

Tartini G. *Trattato di musica secondo la vera scienza dell'armonia*. Padova, 1754.

Tartini G. *de principj dell armonia musicale contenuta nel diatonico genere,* Padova, 1767.

Turner RS. The Ohm–Seebeck dispute, Hermann von Helmholtz, and the origins of physiological acoustics. British Journal for the History of Science. Cambridge Univ Press. 1977, 10 (1): 1–24.

Ward WD. Tonal monaural diplacusis, J. Acoust. Soc. Am. 1955, 27,365-372.

Watson GM, Pham L, Graugnard EM, Mire P. Cadherin 23-like polypeptide in hair bundle mechanoreceptors of sea anemones. J Comp Physiol A Neuroethol Sens Neural Behav Physiol. 2008 Sep;194(9):811-20.

Wegel RL. A study of tinnitus, Arch. Otolaryngol 1931, 14, 158-165.

Wever EG, Bray CW. Present possibilities for auditory theory, J.Exp.Psychol. 13, 1930, 374-380.

Wever EG, Bray CW. The nature of acoustic response, J. Exp.Psychol 13, 1930, 373-387.

Wever EG, Lawrence M. Physiological Acoustics, 1954, Princeton Univ.Press.

Wilson JP. Evidence for a cochlear origin for acoustic re-emissions, threshold fine-structure and tonal tinnitus. Hear Res. 1980 Jun;2(3-4):233-52.

Wit HP, Ritsma R. Stimulated emissions from the human ear. J Acoust Soc Am. 1979, 66, 911-913.

Zwicker E. Der ungewöhrdiche amplitudengang der nichtlinearen verzerrungen des ohres. Acustica 1955, 5, 67-74.

Table des matières

1 – Préambule : le "*terzo suono*", premier indice d'une enquête tortueuse 9

2 - Le troisième son, les sons de combinaison : compétition puis oubli… et retour au premier plan 21

3 - Tartini (1692-1770), biographies parallèles 47

4 - Musique, acoustique et audition : chronologie multiséculaire d'un parcours anatomique et physiologique 65

5 - Distorsions: l'endroit et l'envers d'une médaille 93

6 - La physiologie de l'audition moderne : la transduction auditive à l'échelle moléculaire 119

7 - Quantifier le troisième son, une distorsion "essentielle" 133

8 - Le compromis de l'oreille interne : la bifurcation de Hopf 149

9 - Epilogue d'une longue enquête : affaire classée ? 167

Appendice 1 - Instruments de mesure en acoustique et leurs principes 179

Appendice 2 - les décibels 189

Références bibliographiques 193

Structures éditoriales du groupe L'Harmattan

L'Harmattan Italie
Via degli Artisti, 15
10124 Torino
harmattan.italia@gmail.com

L'Harmattan Hongrie
Kossuth l. u. 14-16.
1053 Budapest
harmattan@harmattan.hu

L'Harmattan Sénégal
10 VDN en face Mermoz
BP 45034 Dakar-Fann
senharmattan@gmail.com

L'Harmattan Cameroun
TSINGA/FECAFOOT
BP 11486 Yaoundé
inkoukam@gmail.com

L'Harmattan Burkina Faso
Achille Somé – tengnule@hotmail.fr

L'Harmattan Guinée
Almamya, rue KA 028 OKB Agency
BP 3470 Conakry
harmattanguinee@yahoo.fr

L'Harmattan RDC
185, avenue Nyangwe
Commune de Lingwala – Kinshasa
matangilamusadila@yahoo.fr

L'Harmattan Congo
67, boulevard Denis-Sassou-N'Guesso
BP 2874 Brazzaville
harmattan.congo@yahoo.fr

L'Harmattan Mali
ACI 2000 - Immeuble Mgr Jean Marie Cisse
Bureau 10
BP 145 Bamako-Mali
mali@harmattan.fr

L'Harmattan Togo
Djidjole – Lomé
Maison Amela
face EPP BATOME
ddamela@aol.com

L'Harmattan Côte d'Ivoire
Résidence Karl – Cité des Arts
Abidjan-Cocody
03 BP 1588 Abidjan
espace_harmattan.ci@hotmail.fr

Nos librairies en France

Librairie internationale
16, rue des Écoles
75005 Paris
librairie.internationale@harmattan.fr
01 40 46 79 11
www.librairieharmattan.com

Librairie des savoirs
21, rue des Écoles
75005 Paris
librairie.sh@harmattan.fr
01 46 34 13 71
www.librairieharmattansh.com

Librairie Le Lucernaire
53, rue Notre-Dame-des-Champs
75006 Paris
librairie@lucernaire.fr
01 42 22 67 13

www.ingramcontent.com/pod-product-compliance
Lightning Source LLC
La Vergne TN
LVHW010935061026
849535LV00007B/2418